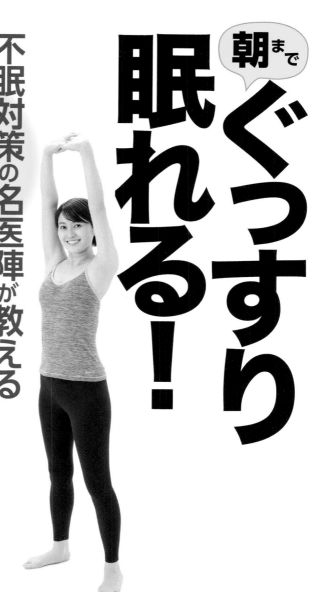

朝までぐっすり眠れる！

不眠対策の名医陣が教える

最新1分体操大全

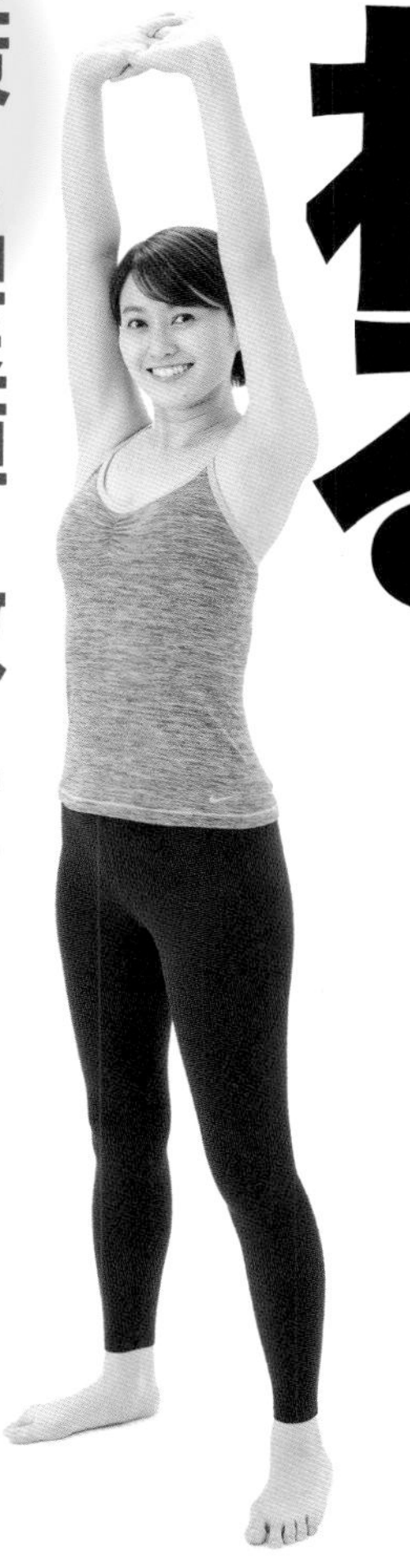

文響社

はじめに

私たちは、人生のおよそ3分の1の時間を睡眠にあてるといわれています。**睡眠は心身をメンテナンスし、翌日の活動に備えるための重要な時間です。**十分に睡眠が取れないと、うつ病などの精神疾患《しっかん》や、高血圧や糖尿病といった生活習慣病、認知症、心血管疾患といった命にかかわる病気の発症リスクが高まります。また、日中には眠けや倦怠《けんたい》感、集中力の低下といった症状が出現し、生活の質（QOL）の低下を招きかねません。それだけに、いい睡眠を取れるかどうかが人生を大きく左右するといっても決して大げさではないのです。

ところが、**よく眠れない「不眠」に悩む人は多く、全国に2000万人以上いる**と考えられています。ひと言で不眠といっても症状はさまざまです。**不眠には大きく分けて、夜中に何度も目が覚める「中途覚醒《かくせい》」、朝早すぎる時刻に目が覚める「早朝覚醒」、寝つきが悪い「入眠障害」、睡眠に満足できない「熟眠障害」の四つがあります。**どれか一つの症状が現れることもあれば、いくつかの症状を同時に抱えている人も珍しくありません。

眠れなくなる原因にもいろいろありますが、特に長期間にわたって不眠に悩む人に多いのが「不安や緊張、ストレス」です。眠れない期間が長くなると、布団に入ったときに「今日も眠れなかったらどうしよう」と不安やストレスを感じるようになります。不安やストレスは交感神経（心身の働きを活発にする自律神経）を刺激して、脳の覚醒を高めます。そのせいで余計に眠れなくなるという悪循環に陥ってしまうのです。みなさんの中にも、心当たりがある人が多いのではないでしょうか。長期にわたって不眠に悩んでいる人は、医師に相談してください。必要に応じて、睡眠薬を処方してくれます。

また、**不眠対策で最も重要になるのが生活習慣の見直しを含めたセルフケアです。**例えば、眠りに悩みのある人は、就寝直前までスマートフォンを操作したり、ＴＶを見たりすることはさけましょう。これらは脳にとって強い刺激となり、不眠を招きます。

本書には、自宅で今日から実践できるセルフケアに加え、睡眠について正しく理解ができるようにさまざまな情報が盛り込まれています。**良質な睡眠を取るためのカギは案外、日常生活の中にあるものです。**本書を読まれたうえで、一度、自分の睡眠を妨げているものはないか振り返ってみるといいでしょう。

朝までぐっすり眠り、元気な毎日を送るために本書を活用してください。

日本睡眠学会前理事長　伊藤　洋

あなたに最適な「1分体操」一覧 1

日本人の3～5人に1人は睡眠の悩みがあるといわれています。そうした悩みを解決するのに有効な方法の一つが、本書で紹介している「1分体操」です。睡眠の悩みは人それぞれです。自分に合った「1分体操」を見つけて、ぜひ今夜から実践してください。

入眠障害

● 横になってから、ウトウトする状態が長く続く

筋弛緩ストレッチ

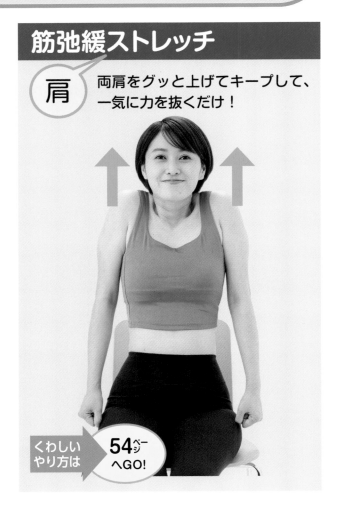

肩 両肩をグッと上げてキープして、一気に力を抜くだけ！

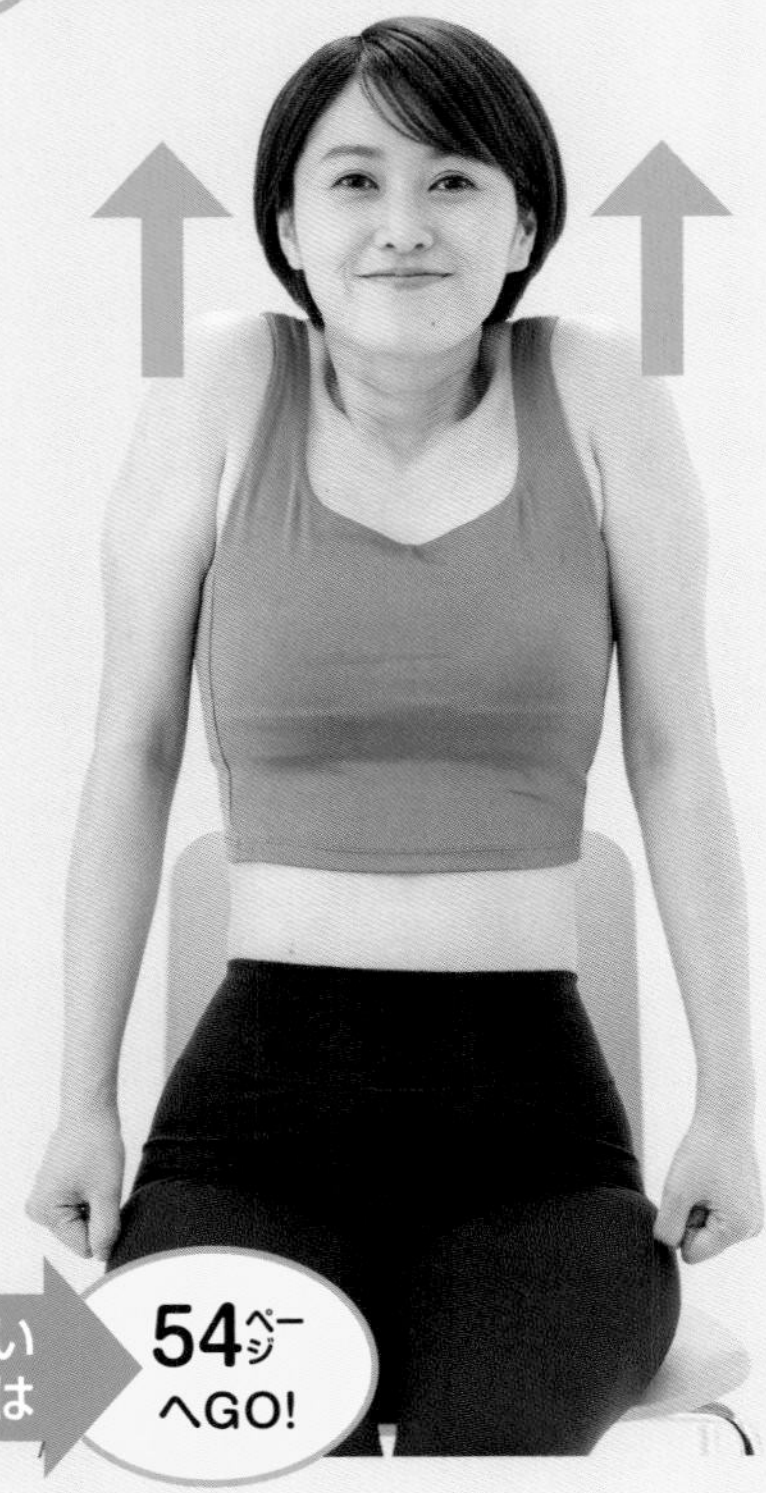

くわしいやり方は 54ページへGO!

ぐっすり眠れるようになる！

なかなか寝つけない

- 布団に入ってもなかなか眠れない
- 眠ろうとするほど、目がさえてくる

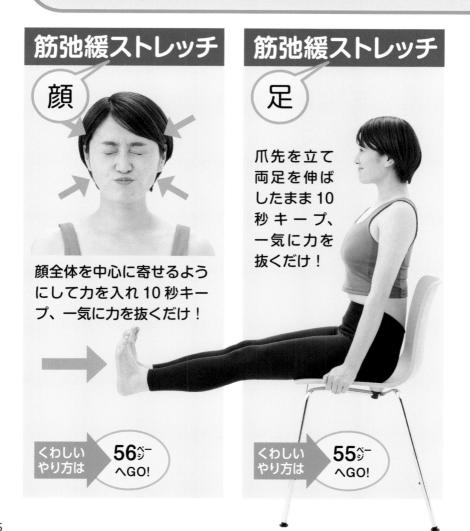

筋弛緩ストレッチ

顔

顔全体を中心に寄せるようにして力を入れ10秒キープ、一気に力を抜くだけ！

くわしいやり方は 56ページへGO!

筋弛緩ストレッチ

足

爪先を立て両足を伸ばしたまま10秒キープ、一気に力を抜くだけ！

くわしいやり方は 55ページへGO!

あなたに最適な「1分体操」一覧 2

中途覚醒・早朝覚醒

- 起きる予定の時刻よりも早く目が覚める
- 夜何時に寝床に就いても、朝早く目が覚める

熟睡1分呼吸法② 10・20呼吸法

あおむけに寝て10数えながら息を吸い込み、20数えて息を吐くだけ！

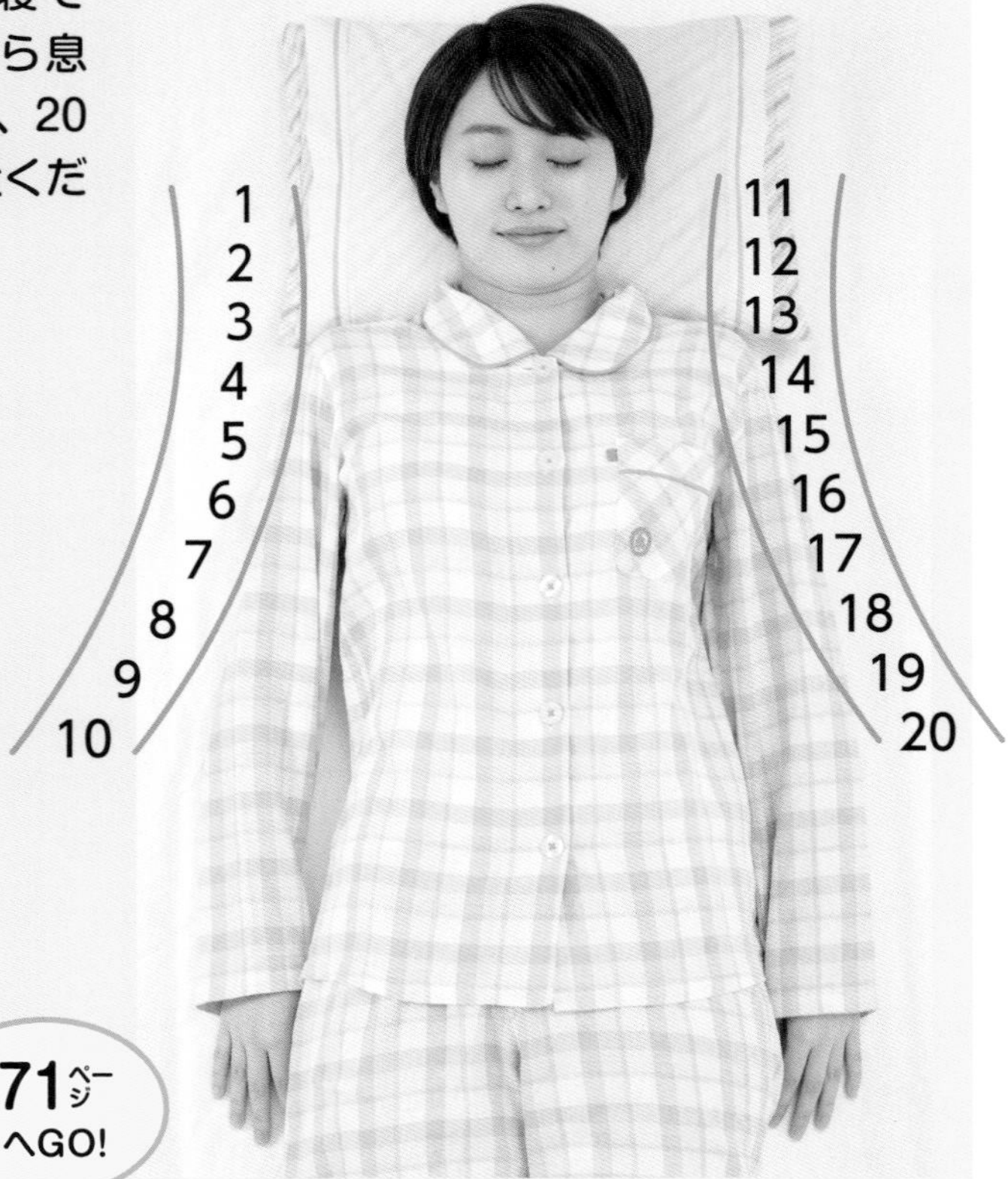

くわしいやり方は 71ページへGO!

ぐっすり眠れるようになる!

夜中に何度も目が覚める
朝早く目が覚める

- ひと晩中うつらうつらして眠った気がしない
- 眠っている途中で何度も目が覚める

熟睡1分呼吸法① 4・4・8呼吸法

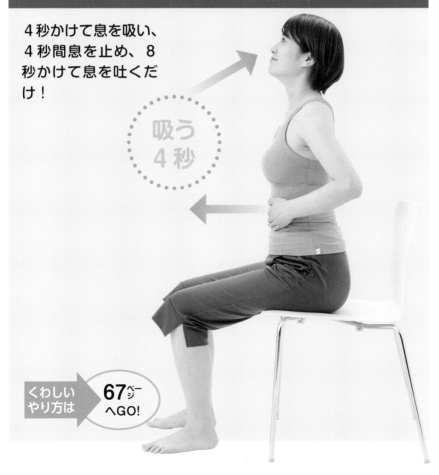

4秒かけて息を吸い、4秒間息を止め、8秒かけて息を吐くだけ！

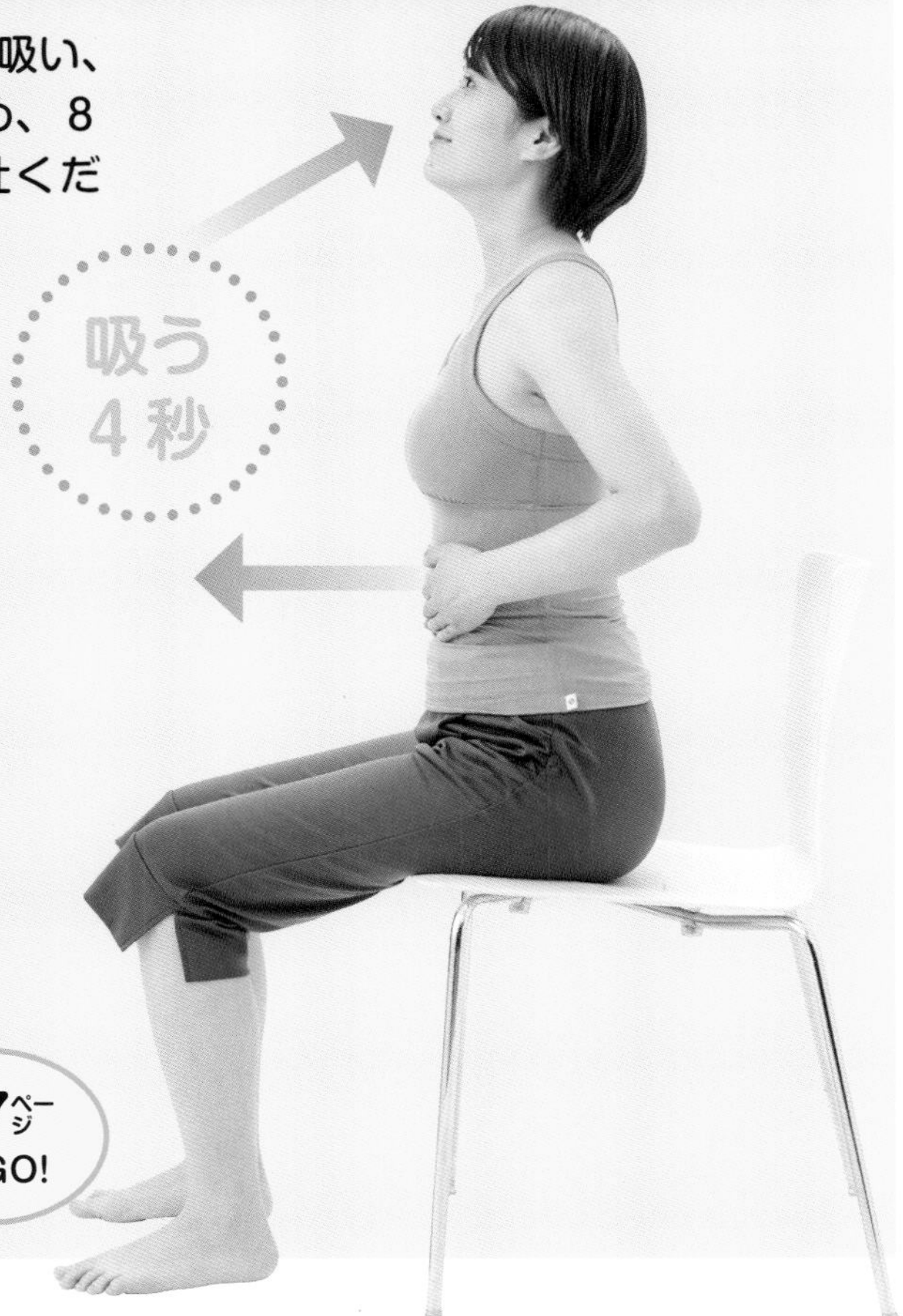

くわしいやり方は 67ページへGO!

あなたに最適な「1分体操」一覧 3

熟眠障害

- 睡眠時間は十分なのに、熟睡感がない
- 日中、無性に眠くなる

ぐっすりストレッチ②

腕回しストレッチ

両腕を後ろに大きく回し、腕を組んで前方へ、上へと伸ばすだけ！

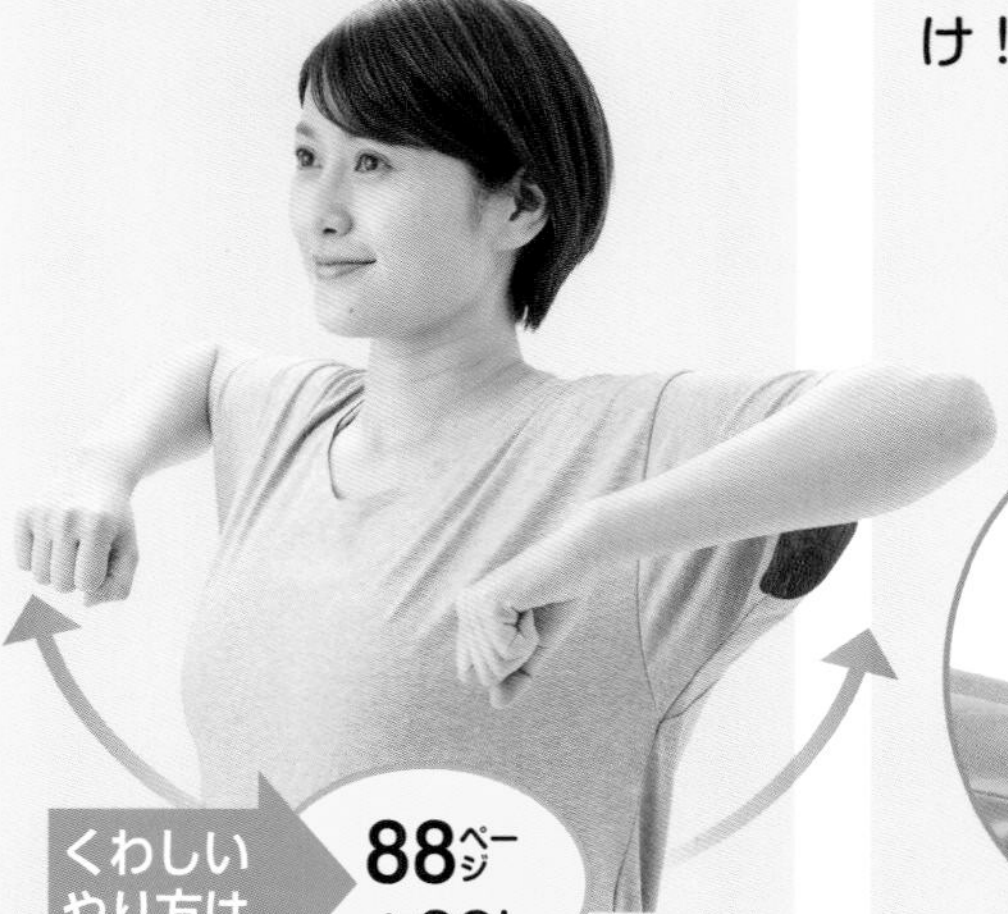

くわしいやり方は 88ページへGO!

ぐっすりストレッチ③

足首曲げ深呼吸

息を吸いながら足首をグッと手前に曲げ、吐きながら足首の力を抜いて戻すだけ！

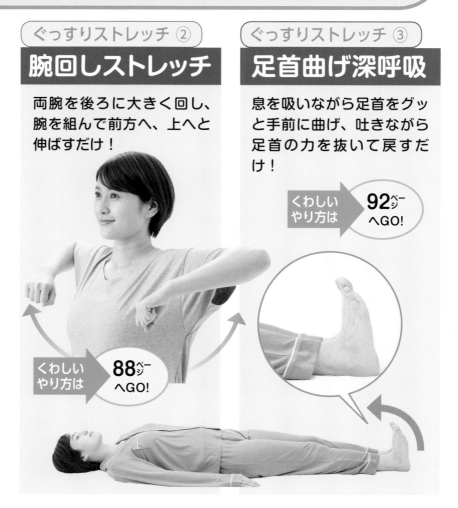

くわしいやり方は 92ページへGO!

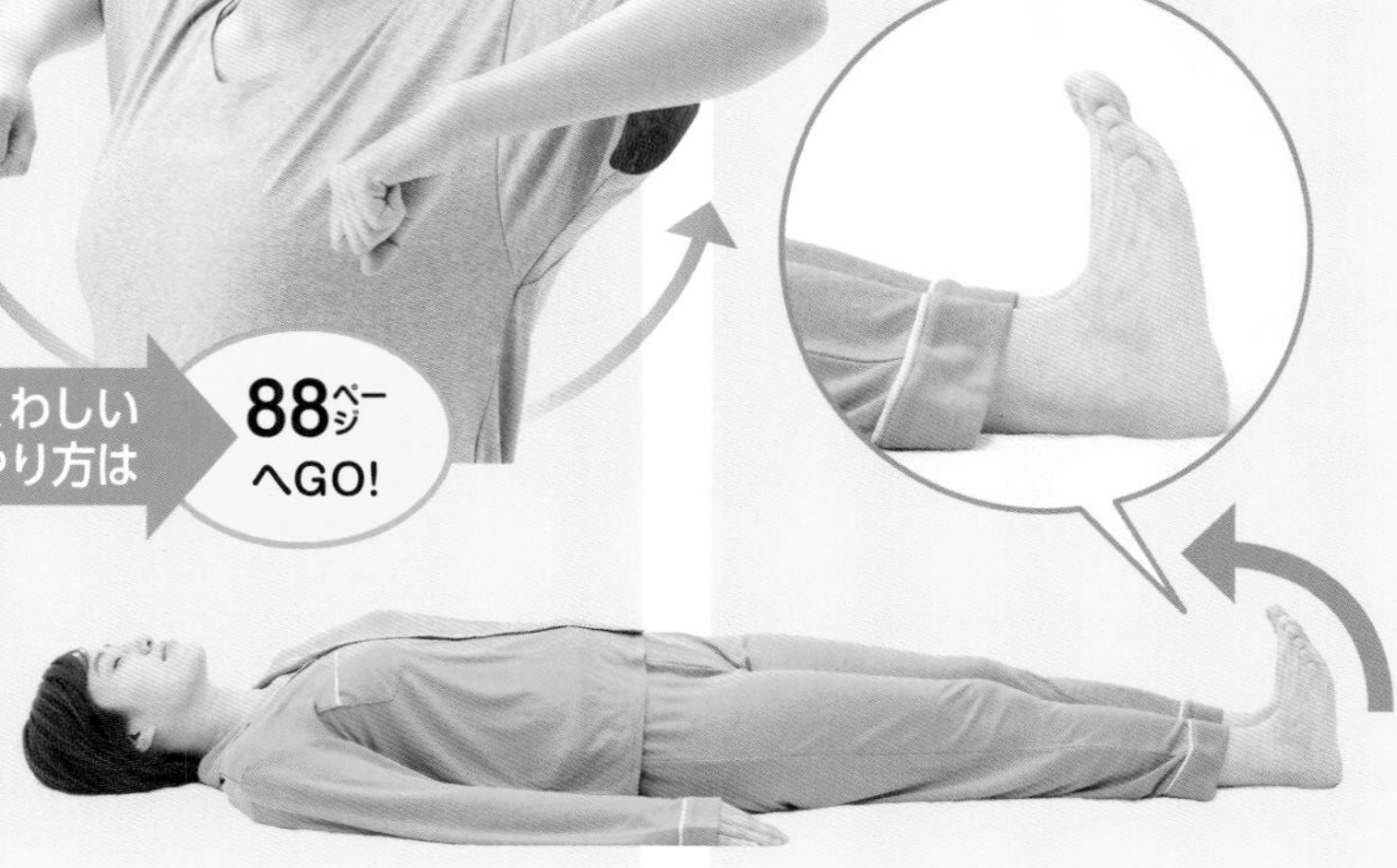

ぐっすり眠れるようになる!

寝ているはずなのに熟睡感がない

●朝起きたときに、疲れやだるさが残っている

ぐっすりストレッチ ①

首もみストレッチ

シャワーのお湯を首の後ろに当て、首のくぼみをマッサージするだけ！

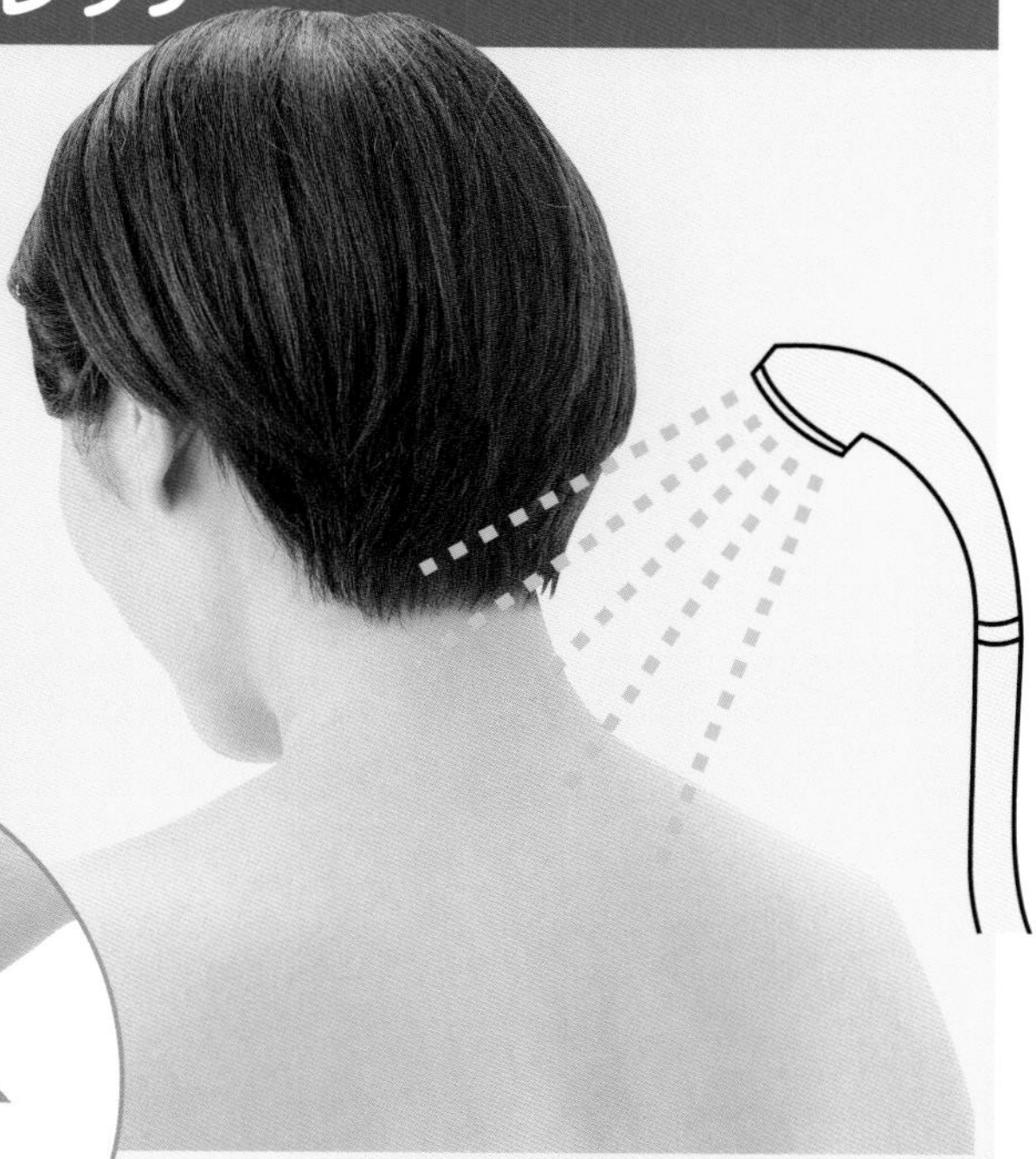

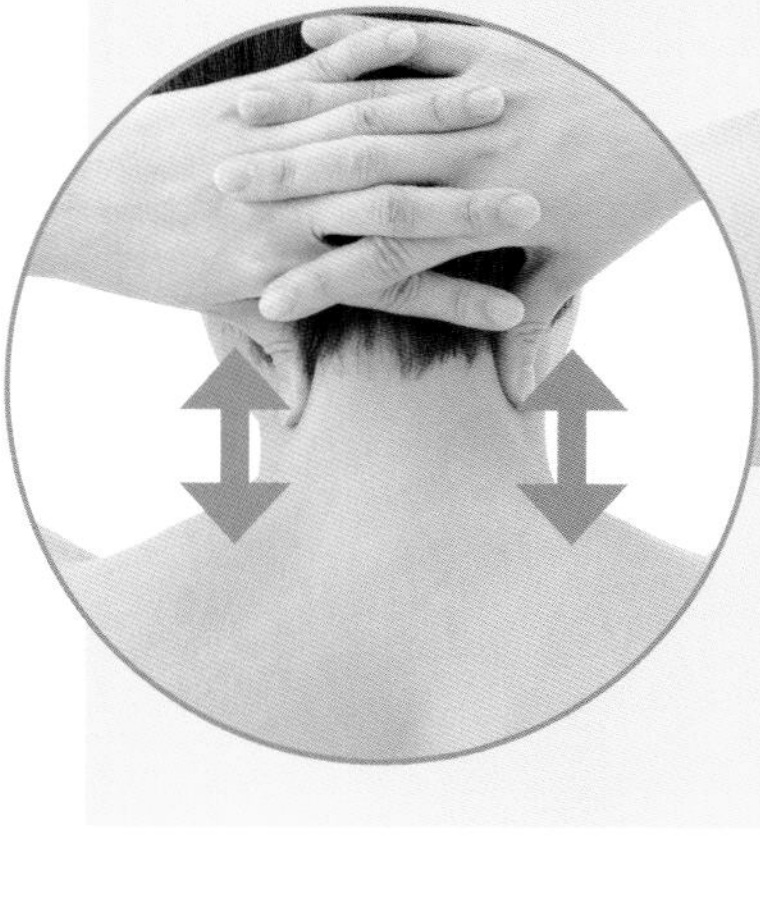

くわしいやり方は 84ページへGO!

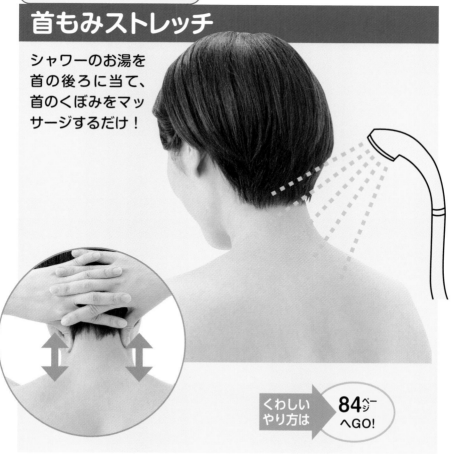

目次

第3章

【なかなか寝つけない】布団に入っても眠れない「入眠障害」は心身の緊張が重大原因で、寝る前1分の筋弛緩ストレッチを推奨

スタンフォード大学医学部精神科教授 西野精治

第7章

【不眠症の治療】不眠で日常生活に支障をきたす場合は病院での治療が必要で、睡眠薬と非薬物療法の併用が最も効果的

第1章

【新常識】運動不足こそ実は不眠の隠れた重大原因で、寝る前に少し行うだけで自律神経が整い、朝まで熟睡

滋賀医科大学
名誉教授
山田尚登

不眠は日本人の5人に1人が悩む国民病で、睡眠薬を長期にわたって服用する人が増えている

あなたは最近、ぐっすり眠れていますか。「布団に入ってもなかなか寝つけない」「夜中に何度も起きてしまう」「暗いうちから目が覚めてしまう」「十分に眠った気がしない」といった悩みはありませんか。**「不眠」とは、眠る時間はあるのに、寝つきが悪かったり途中で目が覚めたりして、質のいい睡眠が取れない状態**をいいます。この**不眠の症状が長期にわたって続いたり、眠れないせいで心身に不調が現れたりする場合は「不眠症」**と診断され、病気として治療の対象になります。ぐっすり眠れないことに悩む人は多く、不眠症は日本人の国民病ともいわれています。

実際に、厚生労働省が日本人を対象にここ1ヵ月の睡眠について調査したところ、「睡眠の質に満足できなかった」という回答が約22%を占めていました。そのほか、「睡眠時間が足りなかった」と答えた人の割合は約19%、「日中、眠けを感じた」と回答した人にいたっては約35%に及んでいます（厚生労働省「令和元年国民健康・栄養調

査」)。つまり、**日本人の3〜5人に1人は睡眠になんらかの悩みを抱えている**ことになるのです。さらに、昨今の新型コロナウイルス感染症の拡大は、睡眠にも悪影響を及ぼしているようです。感染への不安やストレス、生活様式の急激な変化などが原因で眠れなくなる人が増えていることが国内外の調査でわかっています。

不眠を訴えて病院を受診する人は多く、**成人の20人に1人、60歳以上では7人に1人が睡眠薬を服用**しています。また、**睡眠薬を長期にわたって服用する患者さんは増加傾向にあり、1日当たりの服用量も増えている**と報告されています。

自分の不眠が、問題がないものなのか、あるいは医師に相談すべきなのかをある程度知ることができるセルフチェックがあります。世界保健機関（WHO）主導の「睡眠と健康に関する世界プロジェクト」によって作成された「アテネ不眠尺度（AIS）」（18〜19ページを参照）です。アテネ不眠尺度は、8項目の質問から構成され、各項目の合計点により不眠の度合いを判定できます。また、質問に回答することで、寝つきが悪いのか、夜間に目が覚めるのか、早朝に起きてしまうのかといった自分の睡眠の状況が客観視できるのもアテネ不眠尺度の特長です。不眠改善のヒントを得るためにも、まずはアテネ不眠尺度で自分の睡眠をチェックしてみましょう。

すぐわかる自己チェック表（アテネ不眠尺度）

	質問	✓	週3回以上経験したもの	点数
6	日中の満足感は？	□	いつもどおり	0
		□	少し低下した	1
		□	かなり低下した	2
		□	非常に低下した	3
7	日中の身体的および精神的な活動の状況は？	□	いつもどおり	0
		□	少し低下した	1
		□	かなり低下した	2
		□	非常に低下した	3
8	日中の眠けはある？	□	全くない	0
		□	少しある	1
		□	かなりある	2
		□	激しい	3
合　計				点

判定

- 1～3点 …… 睡眠を取れている
- 4～5点 …… 不眠症の疑いが少しある
- 6点以上 …… 不眠症である可能性が高い

※10点以上なら医師に相談したほうがいい。

＊これはあくまでも目安です。確定診断は医療機関で受けてください。

アテネ不眠尺度（AIS）：Soldatos et al.：Journal of Psychosomatic Research 48:555-560,2000

あなたの不眠は大丈夫？　病院に行くべき？

1〜8の項目から過去１ヵ月間に少なくとも週３回以上経験したものを選ぶ。

	質問	✓	週３回以上経験したもの	点数
1	寝つきは？（布団に入って眠るまでに要した時間）	□	いつも寝つきはよかった	0
		□	少し時間がかかった	1
		□	かなり時間がかかった	2
		□	非常に時間がかかった。あるいは、全く眠れなかった	3
2	夜間、睡眠途中で目が覚めた？	□	問題になるほどのことはなかった	0
		□	少し困ることがあった	1
		□	かなり困っている	2
		□	深刻な状態。あるいは、全く眠れなかった	3
3	希望する起床時間より早く目覚め、それ以上眠れなかった？	□	そのようなことはなかった	0
		□	少し早かった	1
		□	かなり早かった	2
		□	非常に早かった。あるいは、全く眠れなかった	3
4	１日の睡眠時間は足りていた？	□	十分だった	0
		□	少し足りなかった	1
		□	かなり足りなかった	2
		□	全く足りなかった。あるいは全く眠れなかった	3
5	全体的な睡眠の質は？	□	満足している	0
		□	少し不満である	1
		□	かなり不満である	2
		□	非常に不満である。あるいは、全く眠れなかった	3

不眠の解消には「運動」が重要とわかり、国内外の研究で運動習慣のある人ほど不眠が少ないと判明

大きなショックがあったり、旅行に行って環境が変わったりして、眠れなくなった経験がある人も多いのではないでしょうか。こうした急性ストレスによる不眠は通常、数日から長くても2ヵ月ほどで改善します。ところが、人によっては不眠が慢性化して治りにくくなることがあります。

不眠を長引かせる要因となるのが、「素因（Predisposing factor）」「増悪因子（Precipitating factor）」「遷延《せんえん》因子（Perpetuating factor）」の三つです。

素因とは、性格（神経質・心配性）や加齢、ストレスに対する弱さといった不眠になりやすい体質を指します。不眠になる人にはもともと素因がありますが、素因があるからといって必ずしも不眠になるわけではありません。

素因のある人がストレスや騒音、病気、薬の副作用といった増悪因子（不眠の原因）を持つことで初めて、不眠が生じます。この段階であれば、時間とともに自然に眠れ

るようになることもあります。

しかし、この状態に三つめの要因である遷延因子が加わると、不眠が慢性化するようになります。遷延因子とは「不眠を悪化させる生活習慣」とその結果として生じる「眠りを妨げる生理的変化」のことです。

間違った生活習慣を続けていると、不眠が治りにくくなります。そして、不眠が長期化すると体にも変化が生じ、さらに眠れなくなるという悪循環を招きます。その結果、増悪因子が取り除かれたあとも不眠が長引いてしまうのです。

不眠が慢性化すると、治療の効果を得にくくなります。それだけでなく、日中の眠けやだるさ、集中力の低下を招き、生活に支障をきたすことも珍しくありません。

そのため、**不眠の原因は早めに取り除くことが肝心。**また、必要に応じて治療を受けることも不眠の慢性化を防ぐうえで大切なポイントです。

そのほか、**治療の必要性の有無にかかわらず、気をつけてほしいのが生活習慣**です。先述のとおり、悪い生活習慣は不眠を悪化させる原因になります。生活習慣にはさまざまなものがありますが、**中でも大事なのが運動**です。

実際に、運動の有無が睡眠に影響するとの研究結果が国内外で多数報告されていま

習慣的な運動で眠りの質が改善する

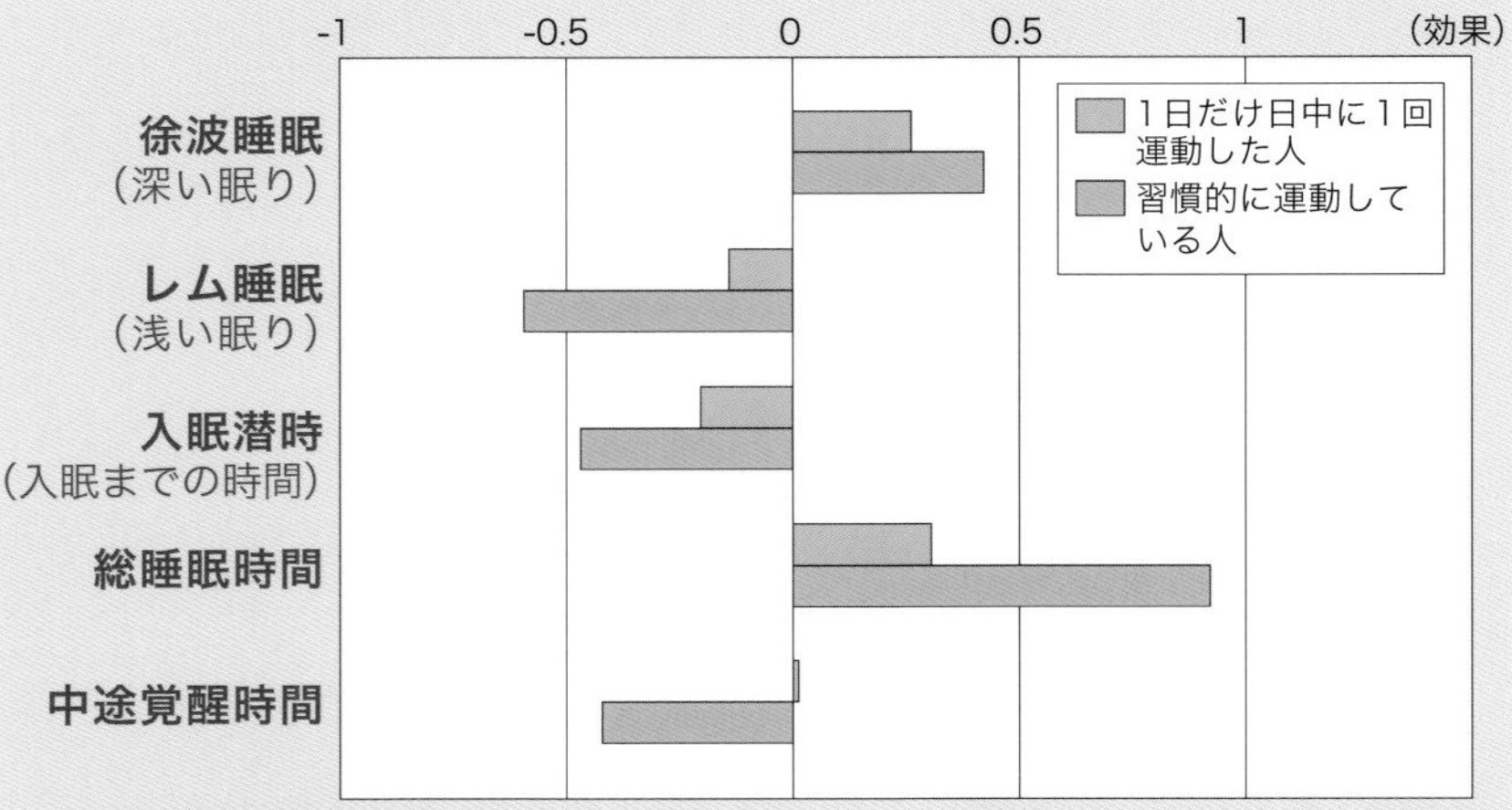

習慣的な運動を続けると寝つきがよくなり（入眠潜時が短くなり）、夜中に目覚めることが減り、深く眠れるようになって、全体の睡眠時間も長くなる。

出典：Sports Med.1996 Apr;21(4):277-91 を改変

す。例えば、米国・国立睡眠財団による調査では、週に1回以上運動をする中高年・高齢者は睡眠の問題が少ないことが判明しています。

日本で行われた研究でも、高齢者に夕方の運動と昼食後の昼寝を4週間継続して行ってもらったところ、睡眠の質が改善したと報告されました。

運動は継続して習慣的に行うことが大切です。**1回きりの運動よりも習慣的な運動のほうが寝つきをよりよく、睡眠時間をより長くし、徐波《じょは》睡眠（深睡眠）を増やして、眠りの質を改善することが研究から明らかになっています。**

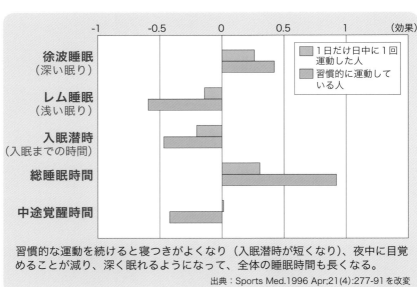

運動は体温を調節して眠りの準備を整え、良質な睡眠の確保に重要と治療ガイドラインでも推奨

習慣的な運動が不眠の改善に有効であることは、医師向けの「睡眠障害の対応と治療ガイドライン」にも明記されています。

ガイドラインでは、**「昼間の運動が夜間の睡眠を安定させ、睡眠の質を改善することがわかっている」**としたうえで、**「好みや体力に応じて無理のない長続きする方法をとり、毎日規則的に行うのが効果的」**と推奨しています。

また、厚生労働省は、２０１４年に「健康づくりのための睡眠指針」として、「睡眠12箇条」を発表しました。その中には、「適度な運動、しっかり朝食、ねむりとめざめのメリハリを」と記されており、**「適度な運動を習慣づけることは、入眠を促進し、中途覚醒《かくせい》（35ページを参照）を減らすことにもつながる」**と説明されています。

では、なぜ運動が不眠の改善につながるのでしょうか。そのカギとなるのが深部体温の変化です。深部体温とは、脳を含めた体の内部の温度のこと。人間の深部体温

は、一日中ずっと一定ではなく、朝に目覚める少し前から上がりはじめて夕方に最も高くなり、その後は夜に向かって徐々に下がっていきます。そして、高かった体温が下がることで、脳が休息モードに入り、自然と眠けが起こります。

このとき、**深部体温の高低差が大きいほど深い眠りを得られる**のですが、不眠に悩む人は概して、日中の深部体温はあまり上がらず、夜間も深部体温が下がらないことが多いのです。

深部体温の高低差を大きくするのに有効なのが運動です。体を動かすことで筋肉などにおける熱の産生が高まり、深部体温が上がります。その結果、深部体温の下がり方のカーブが急になり、入眠しやすくなるのです。

睡眠 12 箇条

1. 良い睡眠で、からだもこころも健康に。
2. 適度な運動、しっかり朝食、ねむりとめざめのメリハリを。
3. 良い睡眠は、生活習慣病予防につながります。
4. 睡眠による休養感は、こころの健康に重要です。
5. 年齢や季節に応じて、ひるまの眠気で困らない程度の睡眠を。
6. 良い睡眠のためには、環境づくりも重要です。
7. 若年世代は夜更かし避けて、体内時計のリズムを保つ。
8. 勤労世代の疲労回復・能率アップに、毎日十分な睡眠を。
9. 熟年世代は朝晩メリハリ、ひるまに適度な運動で良い睡眠。
10. 眠くなってから寝床に入り、起きる時刻は遅らせない。
11. いつもと違う睡眠には、要注意。
12. 眠れない、その苦しみをかかえずに、専門家に相談を。

出典：「健康づくりのための睡眠指針 2014」（厚生労働省健康局）

ところが、運動を指導されても実践するのは難しく、不眠に悩んで睡眠薬に頼りきりになる人が多い

不眠の改善には、運動が有効です。ただし、筋肉痛になるほどの激しい運動は眠りを妨げることもあるので、適度に体を動かすのがいいでしょう。具体的には、**ウォーキングやジョギングのような運動を軽く汗ばむ程度に30分ほど行うのが望ましい**とされています。**ただし、寝る前に行うのはNGです。**深部体温（体の内部の温度）が上がりすぎて下がるまでに時間がかかるので、逆に眠れなくなってしまいます。

また、寝る前の運動は心身を興奮させる原因にもなります。体温とともに睡眠と深くかかわっているのが自律神経です。自律神経とは、自分の意志とは無関係に内臓や血管の働きを支配する神経のこと。自律神経は、交感神経と副交感神経の2種類に分けられ、二つの神経はバランスを取りながら働いています。交感神経が優位になると、血管が収縮して心拍数と血圧が上昇し、心身ともに興奮状態になります。一方、副交感神経が優位になると、血管がゆるんで心拍数や血圧が下がり、リラックスした

状態になるのです。

通常、日中は交感神経が活発になる一方で、副交感神経の活動は低下し、体は活動モードになります。夕方になると、交感神経と副交感神経の活動の度合いが入れ替わり、副交感神経の働きが優位になり、体はリラックスして、しだいに眠くなってきます。ところが、就寝前に運動をすると、心身が興奮して交感神経の働きが再び活発になります。その結果、休息モードに入れず、眠れなくなってしまうのです。

運動は、実施するタイミングがとても重要になります。さまざまな研究で、**深部体温が下がりはじめる夕方から、少なくとも寝る3時間前までに運動を終わらせると、快眠につながる**ことがわかっています。

しかし、その時間帯に運動を習慣化して行うのはハードルが高いのが実情でしょう。実際に、医師から適度な運動を行うように指導されても、実践できずに結局は睡眠薬に頼りきりになってしまうケースも少なくありません。

交感神経と副交感神経の1日のリズム

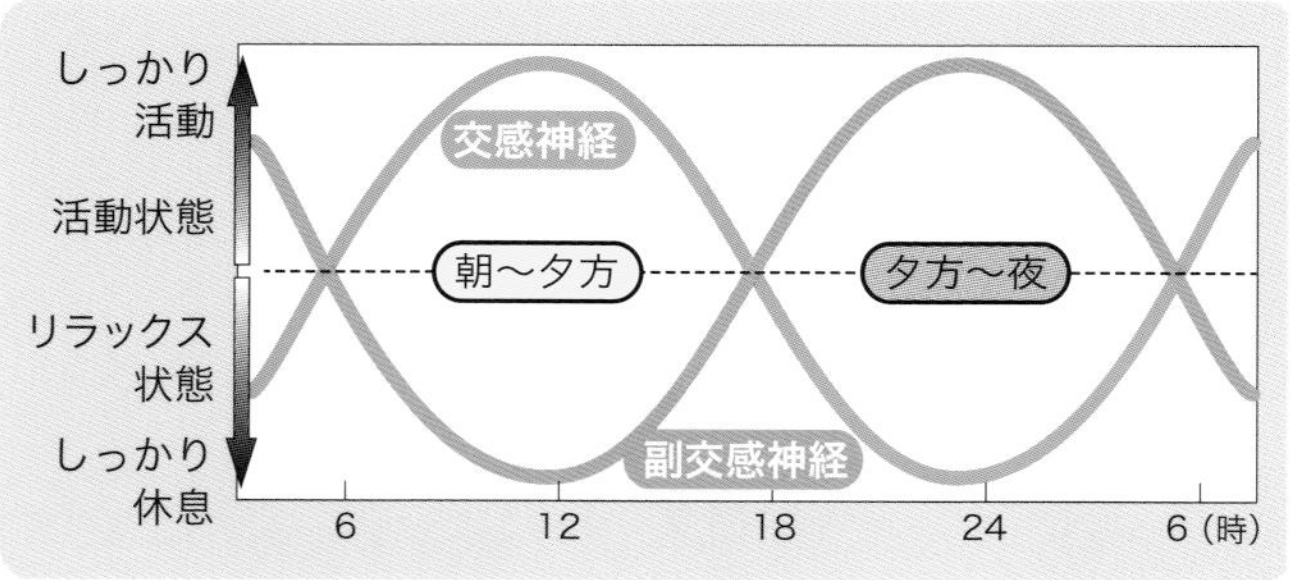

運動は寝る前の軽いストレッチでも十分効果があり、眠る準備が整って、朝まで熟睡

寝る3時間前までに運動の時間が取れない人は、運動の内容を工夫しましょう。**寝る前に行う場合は、ストレッチのようなリラックスできる軽い運動がおすすめです。**

自律神経（自分の意志とは無関係に内臓や血管の働きを支配する神経）のうち、日中は交感神経（心身の働きを活発にする自律神経）が、夜間は副交感神経（心身の働きをリラックスさせる自律神経）が優位になります。

この交感神経と副交感神経がバランスよくメリハリをつけて働けば、質のいい睡眠につながるのですが、**不眠の人はストレスや生活習慣の乱れが原因で、メリハリがなくなっているケースが多いのです。**

また、副交感神経の働きは年を重ねるにつれ、低下していきます。一方、交感神経の働きはいくつになってもそれほど変化はありません。

そのため、相対的に交感神経が優位になり、夜間になっても興奮状態が続き、副交

感神経へのスイッチの切り替えがうまくいかなくなってしまうのです。これでは、体はなかなか休息モードに入れません。不眠は高齢者に多いといわれますが、その背景にはこうした加齢に伴う副交感神経の働きの低下があるのです。

メリハリのなくなった自律神経を正常に働かせ、**良質な睡眠を得るには、本来、夜間に優位になるはずの副交感神経の働きを少しでも上げることが大切**です。

寝る前に副交感神経を優位にする方法の一つとして有効なのが、リラックス効果のある軽い運動です。例えば、ストレッチは体を動かすという意味では運動の一種ですが、筋肉や関節を「ゆっくり」伸ばすのが特徴です。ストレッチをすると、脳の前頭葉でリラックスしたときに出るα《アルファ》波が増加し、副交感神経の活動が高まることが明らかになっています。ストレッチのような軽い運動であれば、寝る前に行っても、深部体温（体の内部の温度）が上がりすぎる心配はありません。

就寝前の軽い運動で、心身ともに眠る準備が整い、良質な睡眠を手に入れられると考えられます。寝る前のわずかな時間を利用できるので、習慣的に適度な運動を行うのが難しい人でも取り組みやすく、継続もしやすいのではないでしょうか。

第2章

【不眠のセルフ診断】不眠は4タイプに大別でき、あなたの症状に最も合うタイプ別の対策が治す近道

滋賀医科大学名誉教授
山田尚登

不眠には寝つきが悪い、朝早く起きるなど4タイプあり、自分のタイプはセルフ診断でわかる

睡眠のトラブルを睡眠障害といいますが、その中で最も多いのが不眠症です。十分に眠る時間があるにもかかわらず、睡眠が取れない状態を「不眠」といいます。この点が、十分に眠る時間がなくて睡眠が取れない「睡眠不足」とは異なるところです。

不眠の症状が1ヵ月以上続き、日中に倦怠《けんたい》感、集中力や意欲、食欲の低下といった不調が現れて日常生活に支障をきたす場合は「不眠症」と診断され、病院での治療が必要になります。

不眠は、大きく「入眠障害」「中途覚醒《かくせい》」「早朝覚醒」「熟眠障害」の四つのタイプに分けられます。いずれか一つだけのこともあれば、複数のタイプがいっしょに現れる場合もあります。自分の不眠がどのタイプなのかは、左ジペーのチェック表で調べてみてください。不眠とひと口にいっても、症状も原因もさまざまなので、自分に合った治療・対策を行うことが大切です。

あなたの不眠はどのタイプ？

- □ 布団に入ってもなかなか眠れない
- □ 眠ろうとすればするほど、目がさえてくる
- □ 横になってから、ウトウトする状態が長く続く

タイプ①
入眠障害
の疑いあり
（33ページへ）

- □ ひと晩中うつらうつらとして眠った気がしない
- □ 眠っている途中で何回も目が覚める
- □ 夜中にいったん目覚めると、しばらく眠れない

タイプ②
中途覚醒
の疑いあり
（35ページへ）

- □ 起きる予定の時刻よりも、早く目が覚める
- □ 朝早くに目が覚めて、そのあと再び眠ることができない
- □ 夜何時に寝床に就いても、朝早く目が覚める

タイプ③
早朝覚醒
の疑いあり
（37ページへ）

- □ 朝起きたときに、疲れやだるさが残っている
- □ 睡眠時間は十分なのに、熟睡感がない
- □ 日中、無性に眠くなる

タイプ④
熟眠障害
の疑いあり
（39ページへ）

＊どのタイプでも、症状が1ヵ月以上続く場合は医療機関を受診してください。
これはあくまでも目安です。確定診断は病院で受けてください。

睡眠障害には、不眠のほかにも多くの種類があります。中でもよく見られる睡眠障害としては、次のようなものがあります。

●概日《がいじつ》リズム睡眠障害　人間の体に備わった体内時計のリズムが関係して起こる睡眠障害です。体内時計の針が遅れて朝起きられなくなる「睡眠相後退症候群」や、逆に体内時計の針が進んで夜起きていられなくなる「睡眠相前進症候群」、夜勤を含む交代勤務が原因で起こる「交代勤務障害」などがあります。

●ナルコレプシー　日中に強い眠けに襲われる「過眠症」の一つです。日中、数分～15分程度の居眠りを何度もくり返します。また、笑ったり怒ったりしたときに突然全身の力が抜け、倒れ込んでしまうこともあります。

●睡眠時随伴《ずいはん》症　代表的な症状が「睡眠時遊行症（夢遊病）」です。神経がまだ十分に発達していない子供に多く見られ、通常は成長とともに消失します。一方、大人に起こりやすいのが「レム睡眠行動障害」で、夢で見たことに反応して行動を取ってしまう病気です。

こうした症状に心当たりがある場合は、早めに医療機関を受診してください。

タイプ①はなかなか寝つけない「入眠障害」で、ストレスを抱えている人に起こりやすい

寝床に就いてもなかなか寝つけない状態が続くのが**「入眠障害」**です。入眠障害は、**不眠の中で最も多く見られるタイプ**です。

布団に入ってから実際に寝つくまでの時間には個人差があります。日によっても、よく体を動かして疲れた日はすぐに寝入ってしまうでしょうし、なんとなく目がさえてなかなか眠れないときもあるでしょう。したがって、寝つくまでの時間が単に長いだけでは、入眠障害には該当しません。

一般的に、**寝つくまでに30分以上かかり、それを苦痛と感じている場合は入眠障害による不眠**と考えられます。

入眠障害は、ストレスを抱えている人に多く見られます。日常生活で心配事や悩み事があったり、眠れないことへの不安感や恐怖感が強かったりすると、起こりやすくなるのです。

睡眠の大きな役割は、脳を休息させ、疲労回復を図ることです。心配事や悩み事が頭から離れず、あれこれ考えていると脳は休むことができません。そのため、眠けがなかなかやってこないのです。

また、寝る直前に**激しい運動**をしたり、**熱いお風呂**に入ったりすると、交感神経（心身の働きを活発にする自律神経）の活動が活発になります。交感神経が活発になると心身が興奮した状態になるため、眠けが遠ざかって寝つきが悪くなります。

そのほか、**周囲の騒音**や、**体の痛み・かゆみ**によって入眠が妨げられることもあります。また、夜寝る前にお茶やコーヒーなど**カフェインを多く含むもの**を飲むと、脳が興奮して寝つきが悪くなります。

男性よりも女性のほうが心配事や悩み事などストレスを抱えやすい傾向にあるため、入眠障害は女性に多く見られます。中高年や高齢者だけでなく、若い人に起こることも少なくありません。

通常、入眠障害をもたらしている原因が解消されると、入眠障害も解消されます。しかし、人によっては原因が解消されても症状だけが残る場合もあります。

タイプ②は夜中に目が覚めて眠れなくなる「中途覚醒」で、飲酒や夜間頻尿、加齢が原因

「中途覚醒《かくせい》」は、**一度眠りに入ってから朝起きるまでの間に、何度も目が覚めるタイプの不眠**です。目が覚めてからしばらく眠れず、睡眠が途切れるため、ぐっすり眠った感じがしません。

中途覚醒は高齢者に多く見られることから、加齢が原因の一つと考えられています。

睡眠には夢を見ている「レム睡眠」と大脳を休めている「ノンレム睡眠」があります。私たちが眠りに就くと浅いノンレム睡眠が現れ、だんだん深いノンレム睡眠になっていき、また浅いノンレム睡眠に移行して、レム睡眠が現れます。通常は、このサイクルをひと晩に4～6回くり返して目が覚めるようになっているのです。

ところが、高齢になると、深いノンレム睡眠が著しく減少するいっぽうで、浅いノンレム睡眠が増えていきます。そのため、夜間に目が覚めやすくなるのです。

中途覚醒は加齢に伴って起こりやすくなる

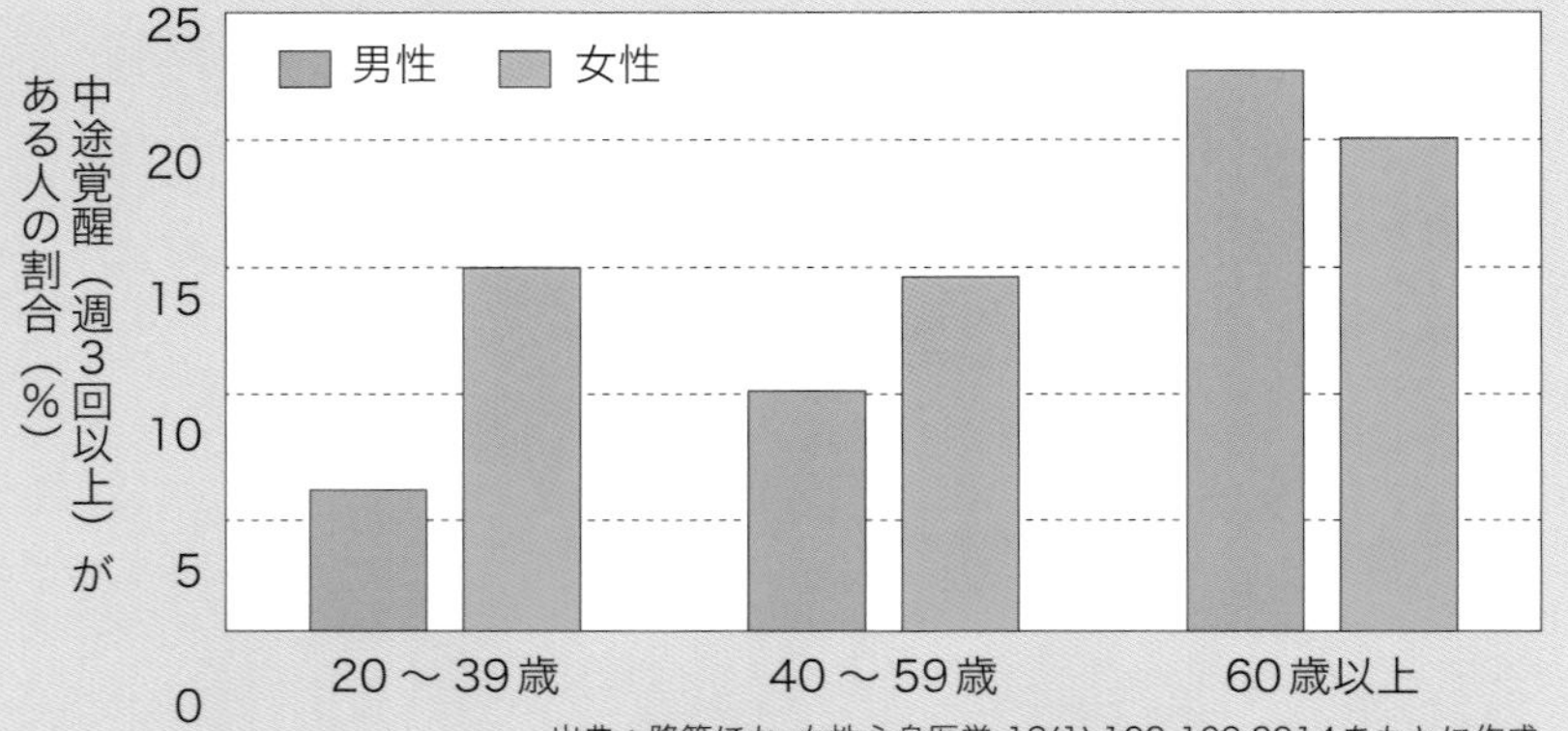

出典：降籏ほか.女性心身医学,19(1):103-109.2014をもとに作成

そのほか、加齢に伴って、睡眠中に分泌《ぶんぴつ》される抗利尿ホルモンの量が減少し、夜間の尿量が増えて、夜間頻尿が起こりやすくなることも、高齢者に中途覚醒が多い理由の一つです。前立腺《せん》肥大症や膀胱《ぼうこう》炎なども夜間頻尿を招きやすいので、これらの病気を持っている人は、高齢者でなくても中途覚醒が起こりやすくなります。

眠れないからと寝酒をする人がいますが、これも中途覚醒の原因です。アルコールには脳の興奮を鎮めて眠りを誘う効果がありますが、この効果は長くは続かず、しばらくすると、逆に脳が覚醒してしまうので、睡眠が浅くなります。また、アルコールには筋肉を弛《し》緩《かん》させる作用があり、気道が閉塞《へいそく》して睡眠時無呼吸やいびきが起こりやすくなります。そのたびに脳が覚醒するため、目が覚めやすくなるのです。

タイプ③は朝早くに目が覚める「早朝覚醒」で、うつ病の可能性もあるので要注意

起きる予定の時刻より朝早く目が覚めてしまい、その後再び眠ることができないタイプの不眠を**「早朝覚醒《かくせい》」**といいます。

早朝覚醒は中途覚醒と同様に、中高年以降の人に多く見られます。その大きな理由として、加齢に伴う体内時計のリズムの変化があげられます。

体内時計は通常、約24時間の周期でリズムを刻んでいて、朝起きて夜眠るという生活サイクルが体に刷り込まれています。ところが、年を重ねるにつれてその位相が前進してしまうのです。そのため、夜の早いうちから眠くなり、朝早くに目が覚めやすくなります。また、年とともに疲れやすくなり、早寝になることも朝早く目覚める原因の一つと考えられています。

そのほか、年齢を問わず、うつ病になると早朝覚醒が現れやすいことが知られています。うつ病は気分障害の一種で、気分が沈み、喜怒哀楽が失われ、興味・関心が低

加齢に伴う体内時計の変化

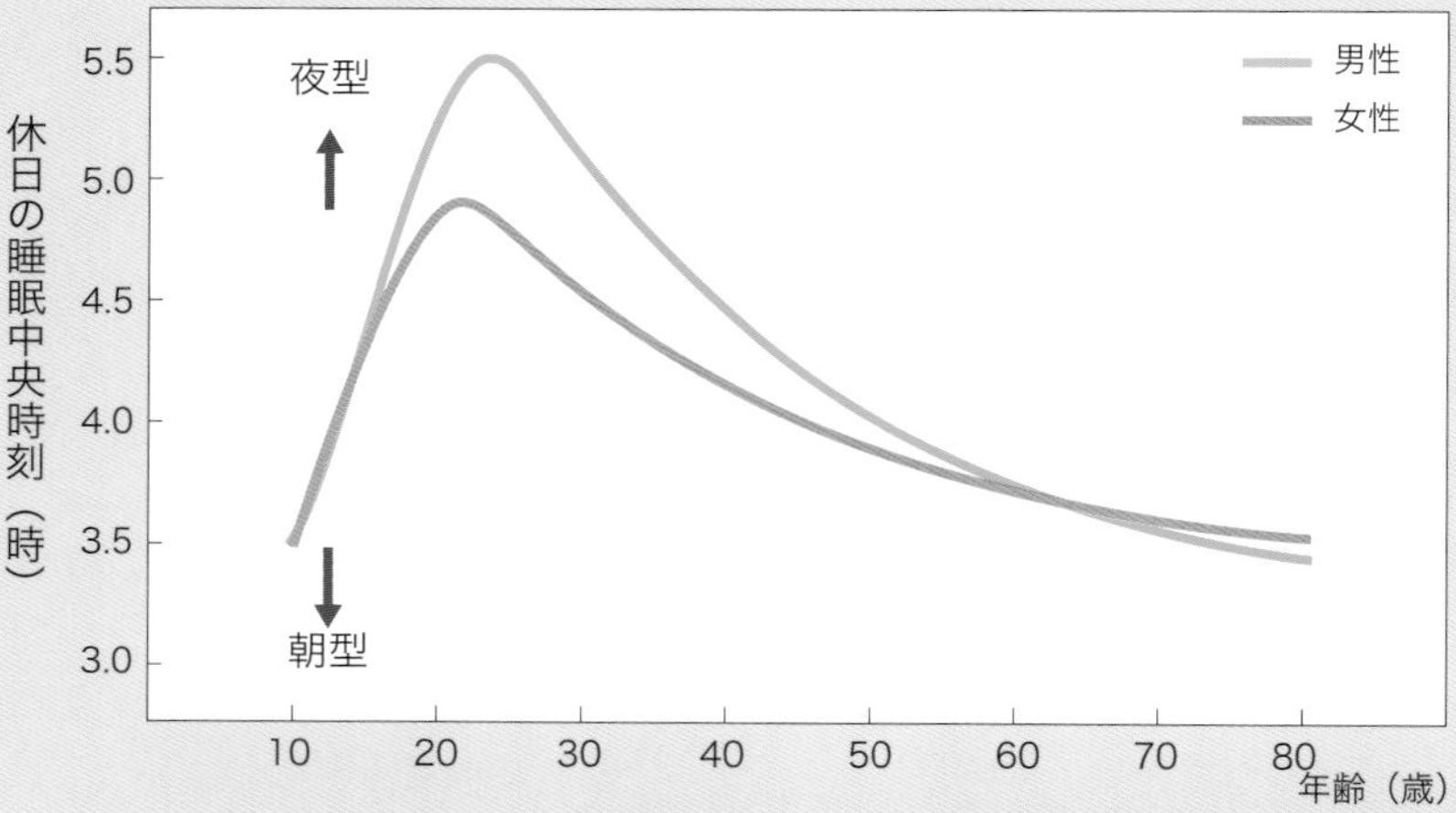

出典：Foster RG,et al.Curr Biol.,18:R784-R794.2008を改変

睡眠中央時刻とは、就寝時刻と起床時刻の中間の時刻のこと。睡眠中央時刻が早い人は「朝型」、遅い人は「夜型」と判断される。加齢とともに睡眠の位相が前進し、朝型に変わってくる。

下し、日常生活に支障をきたす病気です。**うつ病では、不眠の4タイプのどれも起こりやすいとされていますが、中でも特徴的な症状が早朝覚醒です。**「寝つきはいいが、明け方3～4時ごろに目が覚めて、そのあと眠れない」「起床するにも頭が重く、布団から起き上がる気力もない」などと訴える人が多いようです。

不眠の人はそうでない人に比べ、うつ病になりやすいともいわれています。早朝覚醒に加えて前述のような症状が見られる場合は、なるべく早く医療機関を受診し、うつ病が隠れていないか診察してもらうことが大切です。

タイプ④は寝ているはずなのに熟睡感がない「熟眠障害」で、加齢に伴い増加する

睡眠時間は十分なのに、起床時に疲れやだるさが残り、ぐっすり眠った感じがしないというタイプの不眠が「**熟眠障害**」です。

睡眠時、私たちは夢を見ている「レム睡眠」と大脳を休めている「ノンレム睡眠」をくり返しています。深いノンレム睡眠、浅いノンレム睡眠、夢を見るレム睡眠と順番に移行していくのです。これを1サイクル約90分で、ひと晩に4～6サイクルくり返します。

よく眠ったという熟睡感は、深いノンレム睡眠の量と相関するといわれます。睡眠時間が十分にあったとしても、深いノンレム睡眠の量が少ないと、脳がしっかり休まらず、ウトウトしただけで熟睡感が得られません。

深いノンレム睡眠の量が減る原因としては、加齢やうつ病があげられます。また、「睡眠時無呼吸症候群」や「周期性四肢《しし》運動障害」が原因の場合もあります。

年代ごとの睡眠の質の変化

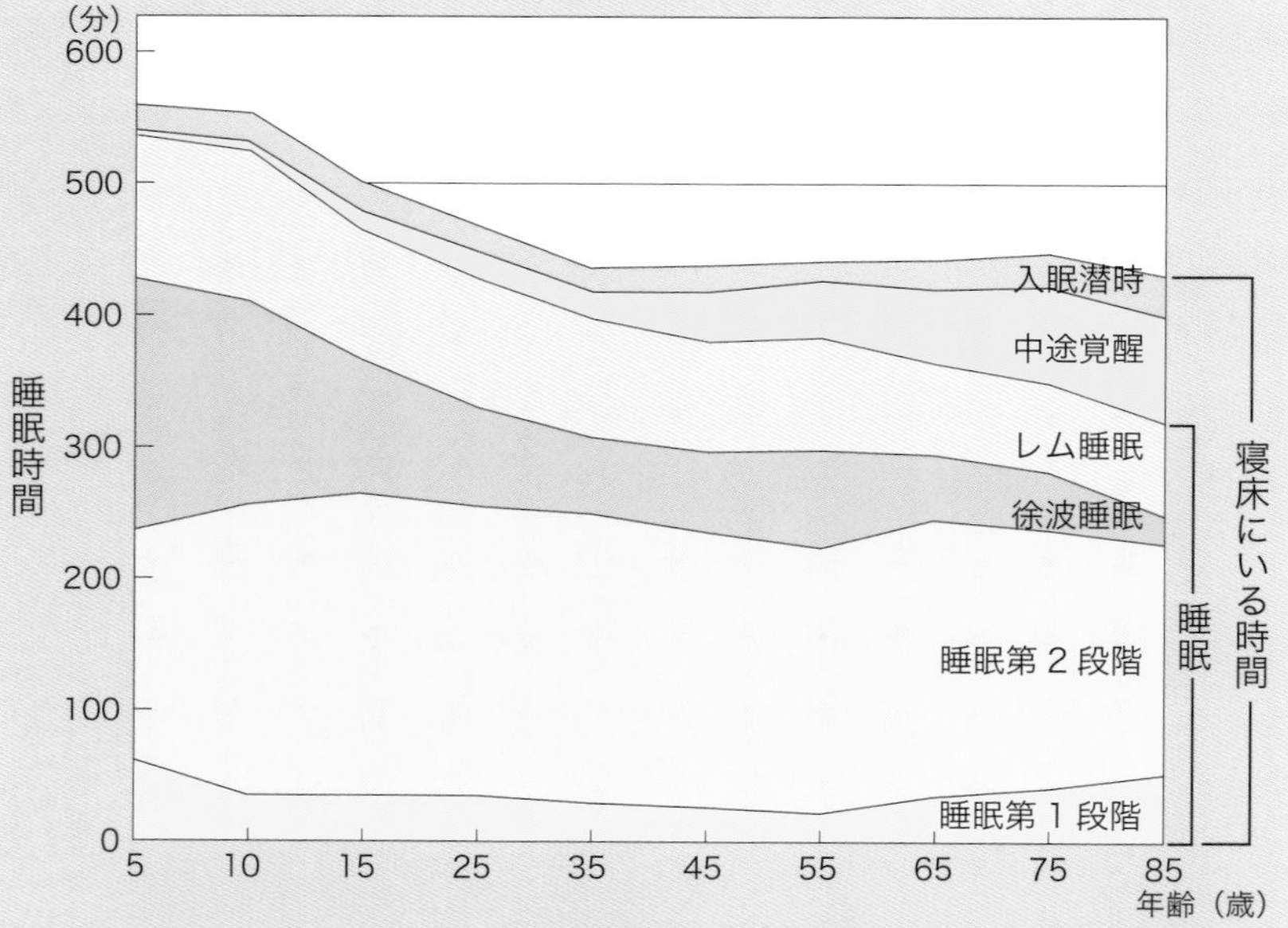

出典：Ohayon MM,et al.Sleep,27:1255-1273.2004 を改変

加齢とともに深い眠りのノンレム睡眠（徐波睡眠）の量が減少してくる。

睡眠時無呼吸症候群は文字どおり睡眠時に呼吸が何度も止まる病気です。呼吸が止まるたびに脳が酸素不足で覚醒《かくせい》するため、深い眠りが得られなくなります。

周期性四肢運動障害は、寝ている間に自分の意志とは関係なく、手足が動いてしまう病気です。手足が動くことによって目を覚ます場合もありますが、目を覚まさなくても脳が覚醒してしまうため、眠りが浅くなります。

これらの病気は自覚症状が少ないので、周囲から指摘されたら必ず病院を受診するようにしましょう。

第3章

【なかなか寝つけない】
布団に入っても眠れない「入眠障害」は
心身の緊張が重大原因で、寝る前1分の
筋弛緩ストレッチを推奨

スタンフォード大学
医学部精神科教授
西野精治

寝つけない人は「眠れないかもしれない」という不安で心身が緊張し、ますます眠れなくなる場合が多い

私は、米国のスタンフォード大学で30年近く睡眠について研究してきました。2005年からはスタンフォード大学睡眠生体リズム研究所（SCNL）の所長に就任し、「睡眠の謎《なぞ》を解き明かして社会に還元する」を最重要課題として日々研究を行っています。

最近は日本でも睡眠の重要性が再認識されてきているのではないでしょうか。睡眠は生命の源といっても過言ではなく、私たちの健康を維持するために欠かせません。しかし、睡眠は非常にもろく、外部の環境やストレス、身体的な要因で簡単に乱れてしまいます。そのせいで、睡眠の悩みを抱える人がたくさんいるのが現状です。

中でもよく見られる悩みの一つに、寝床に入っても眠るまでにひと苦労するという「入眠障害」があります。ただし、なかなか眠れないと感じている人は、まず自分の睡眠を客観的に見てみることも大切です。眠れないと感じていても、実は思いのほか

早く眠れている可能性があるからです。

私の研究グループは以前、若くて健康な10人と、寝つきの悪さを自覚している55歳以上の20人を対象にそれぞれ寝つくまでの時間（入眠潜時《にゅうみんせんじ》）を測定したことがあります。すると、若くて健康な人たちの入眠潜時の平均は7～9分であるのに対し、寝つきの悪さを自覚している人たちは平均7分程度と、むしろ前者よりも短かったのです。

この結果からもわかるように、**寝つきの悪さを自覚している人は、「なかなか眠れない」と自分の不眠を実際よりも過大評価しているケースが少なくありません。**

では、なぜ不眠を過大評価してしまうのでしょう。それには睡眠についての間違った認識が影響していると考えられます。例えば、「必要な睡眠時間は8時間」という話を聞いたことがある人も多いのではないでしょうか。しかし実際は、理想の睡眠時間については個人差があるので「これだけ眠ればいい」と一概にいうのは難しいのです。もちろん、睡眠時間が短すぎるのは問題ですが、逆に長すぎても健康を損なうリスクがあることが報告されています。

ところが、不眠に悩む患者さんは几帳面《きちょうめん》でまじめな人が多いため、「絶対に8時間以上眠らなくてはならない」と思い込み、一生懸命に眠ろうとしてしまいます。その結果、心身が緊張し、ますます寝つけなくなる悪循環を招くのです。

心身の緊張が原因で寝つきが悪い人に私がよくアドバイスするのは、「2～3日眠れなくても人間は死ぬことはない」ということ。あるアメリカの男子高校生がギネスの不眠記録に挑戦したことがあります。彼は、なんと11日間も眠らなかったそうです。「別に死ぬわけではないから、ひと晩くらい眠らなくても大丈夫」くらいの気持ちでいれば不安が遠のき、リラックスできて、眠りに就きやすくなります。

そのほか、眠れない原因を探り、それを解消することも大切です。先ほども説明したとおり、不眠の人は睡眠についての間違った認識を持っていることが少なくありません。

例えば、少しでも長く眠ろうと通常の就寝時刻よりも早く寝床に就く人がいます。しかし、イスラエルの研究者が1日の眠けの変動を測定したところ、**ふだん寝る時刻の2時間前から就寝直前までは、最も眠りにくい時間帯**であることがわかりました。脳が眠りを拒むこの時間帯は、「フォビドン（睡眠禁止）ゾーン」と呼ばれます。

いつもより早く寝床に就くと、寝つきに時間がかかり、睡眠薬を服用している場合

長く眠ろうとして早めに床に就くのはやめよう

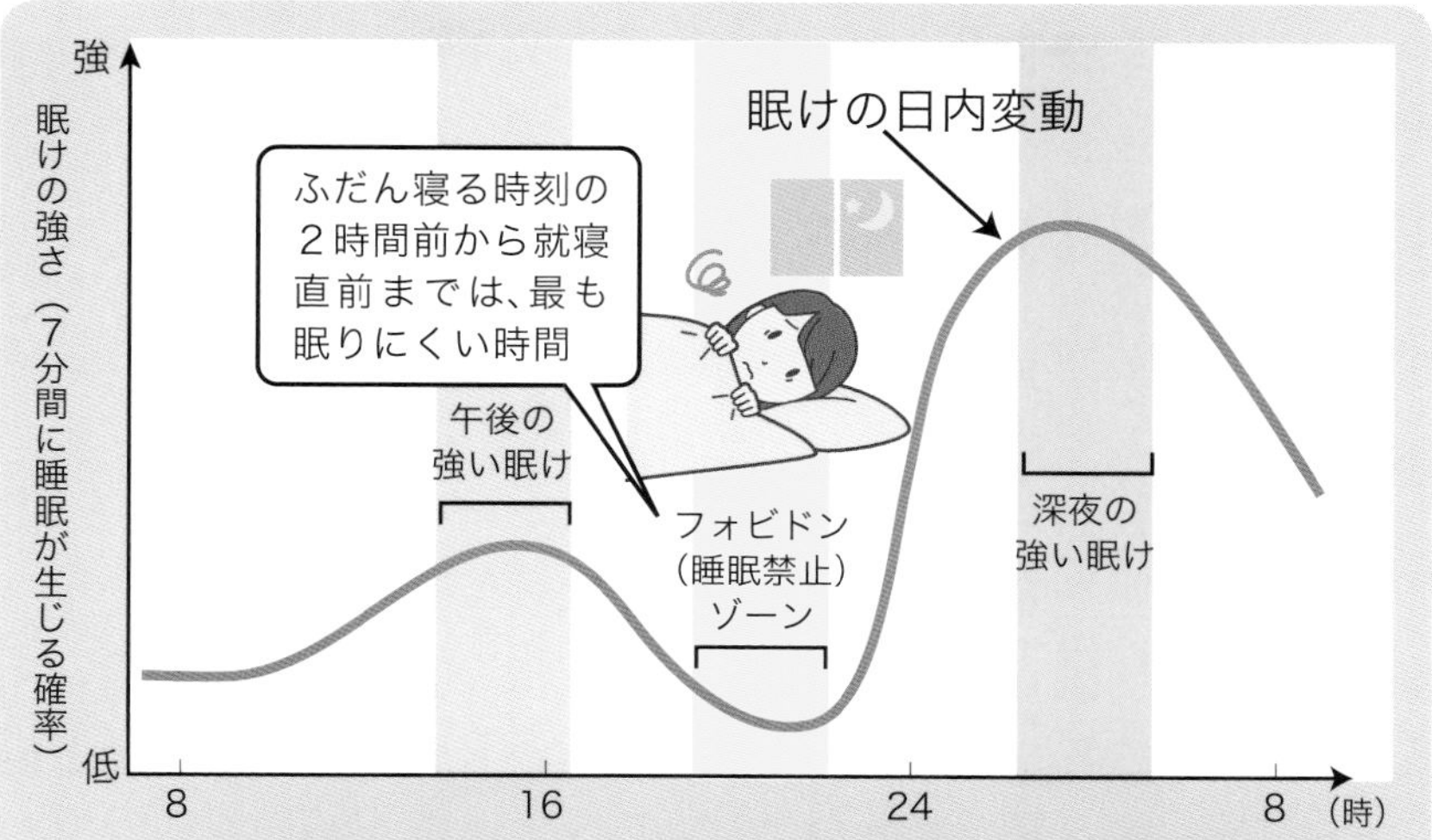

出典：Lavie P.Electroencephalogr.Clin Neurophysiol,63:414-425.1986から作成

でも、その効きが悪くなるため、なかなか眠れずつらい時間を過ごすことになります。その結果、「眠らなければ」というストレスで心身が興奮し、余計に眠れなくなるリスクが高まるのです。**寝つきが悪い人はとにかく睡眠禁止ゾーンでの就床をさけることが大切です。**

まずは、起床の時刻を決めましょう。毎朝同じ時刻に起きるようにすると、睡眠覚醒《かくせい》のリズムが形成され、入眠のタイミングも決まってきます。いつも同じ時刻に起床・就床することを心がけてください。

このように、**なかなか眠れない人はまず睡眠についての間違った認識を正し、寝つきを悪くする原因を取り除くことが肝心**です。

「眠れない」ストレスは交感神経の働きを高めて活動状態を持続させ、眠りの準備を妨げる

睡眠の役割の一つは、脳と体を休めることです。逆にいえば、**脳と体が休息状態に入れば眠けが生じます。**休息状態を作り出すしくみには、自律神経（意志とは無関係に内臓や血管の働きを支配する神経）が関係しています。心身の働きを活発にする交感神経が優位な状態から、心身をリラックスさせる副交感神経が優位な状態へと切り替わることで、体が活動状態から休息状態に入るのです。

ところが、「早く眠らなくては」と自分を責めたり眠ろうと焦ったりすると、脳が興奮して、交感神経の働きが高まり、活動状態が持続してしまいます。交感神経は深部体温（体の内部の温度）にも影響を与えます。「赤ちゃんの手足が温かいのは眠いサイン」という話を聞いたことがありませんか。赤ちゃんだけではありませんが、私たちの体は夜になると手足が温かくなるしくみになっています。手足が温かくなると、皮膚から体の熱が放散されます。その結果、深部体温が下がり、眠

けがおとずれるようになっているのです。

ところが、交感神経が優位になると毛細血管が収縮して、手足の血流が悪くなってしまいます。血流が悪くなった手足は温かくなりません。すると、熱を逃せず、深部体温が下がらなくなり、より寝つきが悪くなるのです（くわしくは57ページを参照）。

眠る前の脳には余計なことを考えさせないことが大切。なぜなら、思考は脳を興奮させ、交感神経の働きを高めてしまうからです。しかし「何も考えないで」といわれても、実行するのは難しいものでしょう。そこで、簡単なコツを紹介します。

電車に乗って車窓の風景を眺めているとき、風景がどんどん変わっていくと飽きずにずっと楽しめますが、同じ風景が続くとなぜか眠くなった経験はありませんか。これは**モノトナス（単調な状況）だと脳が考えることをやめて退屈し、眠くなる**ためです。

このしくみを逆手にとり、**寝る前にモノトナスの中に身を置けばいい**のです。例えば、クラシック音楽を聴く、静かな映画を見る、あえて難解な本を読むといったことをしてみましょう。余計なことを考えにくくなり、寝つきやすくなります。

心身の緊張を解くには「筋弛緩ストレッチ」が効果大で、入眠までの時間が半減すると話題

不眠症の治療法の一つが「認知行動療法」です。これは、ものの考え方や受け取り方に働きかけて、気持ちをらくにしたり、行動をコントロールしたりする心理療法で、大きく3本の柱があります。一つは睡眠についての正しい知識を身につけること。二つめは、「自分は眠れない。具合が悪いのはすべて眠れないから」というような誤った考えを修正する認知の再構成、三つめは、良質な睡眠をもたらすいい習慣の推奨です。この行動推奨の一つに、筋弛緩法《しかん》（筋弛緩ストレッチ）や呼吸法などのリラクセーション法があります。

寝つきをよくするためには、リラックスして副交感神経（心身の働きをリラックスさせる自律神経）の働きを高めることが大切です。しかし「リラックスしてください」といわれても、いわれたとおりにするのは簡単ではないでしょう。

リラックスするためにおすすめの方法の一つが「筋弛緩ストレッチ」です。筋弛緩

「筋弛緩ストレッチ」が入眠を助けるしくみ

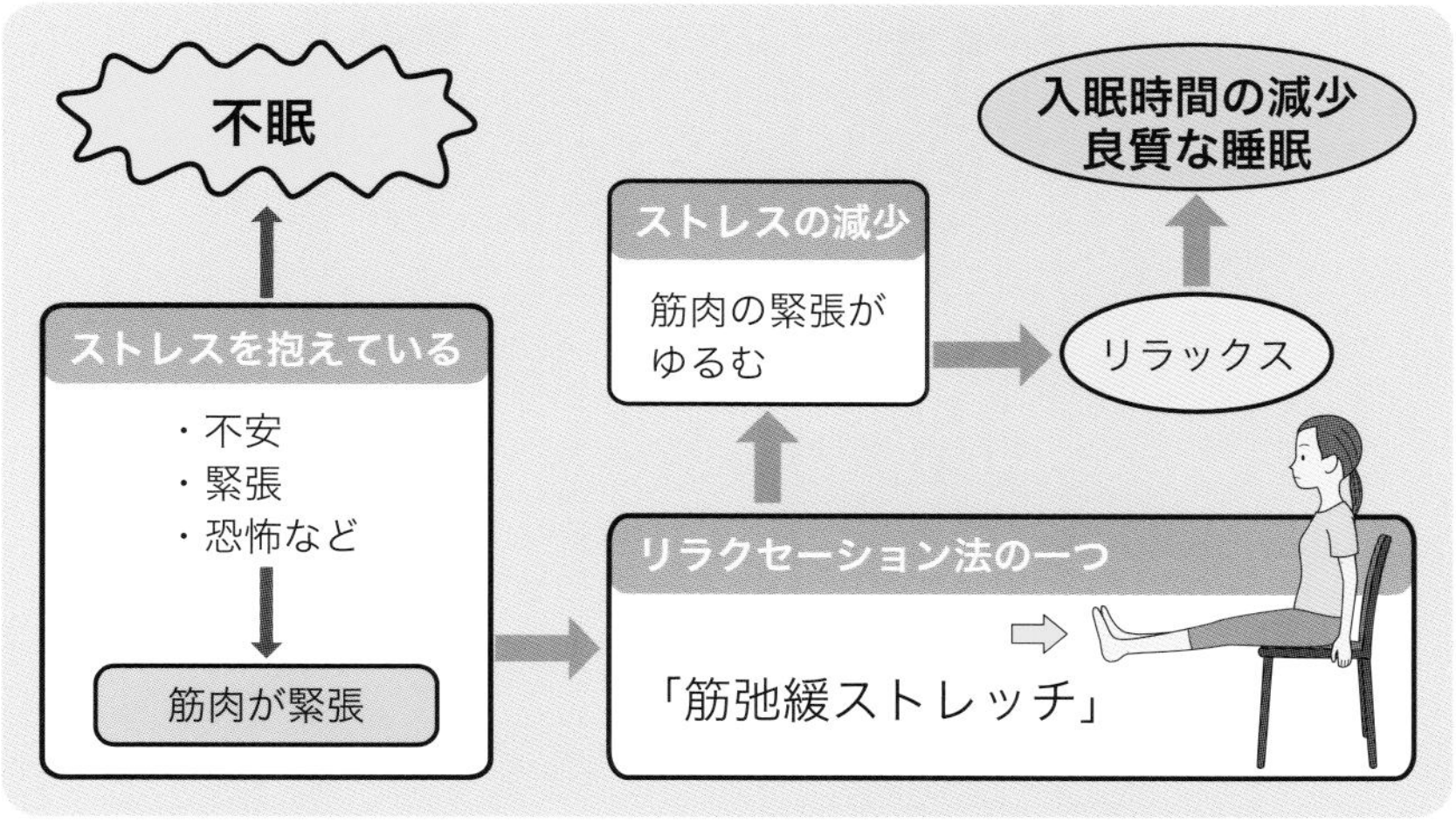

ストレッチは、米国の精神生理学者エドモンド・ジェイコブソンが１９２０年代に考案したリラクセーション法で、正式には「漸進的《ぜんしんてき》筋弛緩法」といいます。

人間は不安や緊張、恐怖といったストレスを抱えているとき、無意識のうちに体に力が入り、筋肉が緊張しています。したがって、筋肉をゆるめることによって不安や緊張を解消できるのではないか、との発想からこの方法が生まれました。

筋弛緩ストレッチは、筋肉に力を入れてからゆるめる動作をくり返します（やり方は53ページを参照）。**筋肉の緊張を意識的にゆるめてリラックスするのはなかなか難しいものですが、実は筋肉は一度緊張させるとリラックスしやすくなります。**

筋肉のリラックスは精神のリラックスにつなが

「筋弛緩ストレッチ」で入眠時間が半減！

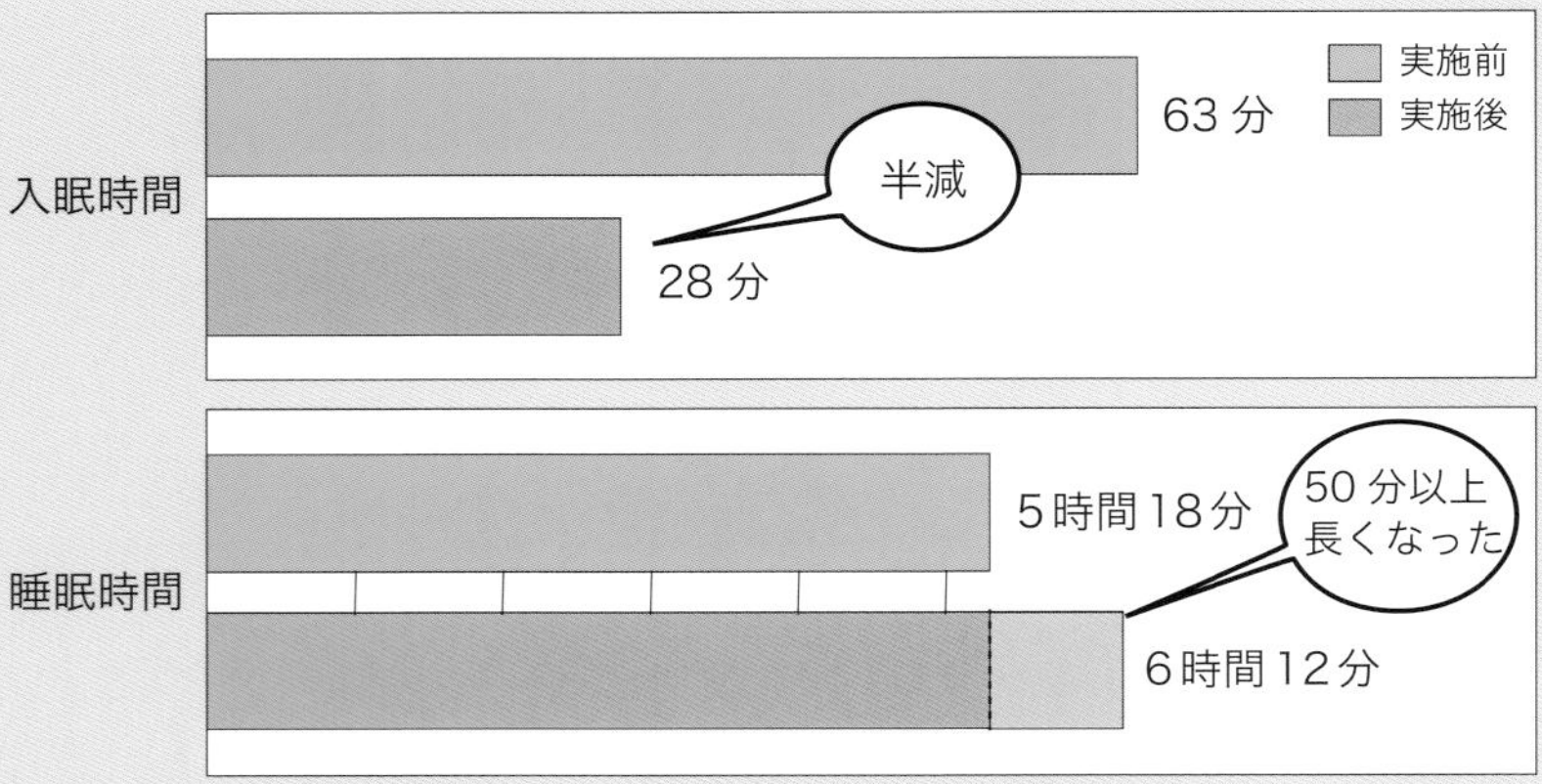

出典：Turner RM et al: J Consul Consult Clin Psychol 47:500-508,1979より作成

●不眠症の患者さんが筋弛緩ストレッチを行ったところ、入眠時間が半減して睡眠時間も長くなり、熟睡感も実施前よりアップした。

り、副交感神経の働きが優位になるため、眠りに就きやすくなると考えられています。

実際に、慢性不眠症の患者さん50人（24〜79歳の男女25人ずつ）を対象として筋弛緩ストレッチを4週間実施してもらった試験では、**寝つきにかかる時間の平均が実施前は63分だったのが実施後は28分に減少、睡眠時間は実施前より50分以上長くなり、熟睡感もアップ**していました。

筋弛緩ストレッチの効果は不眠にかぎらず、高血圧や不整脈の改善、慢性的な頭痛の改善、イライラや漠然とした不安感、気分の落ち込みなどの解消、さらにはがんの患者さんの痛みの軽減なども確認されています。

筋弛緩ストレッチは寝る前に行うのがよく、自分に合った時間帯で習慣化することが大切

種々《しゅじゅ》の筋弛緩《しかん》ストレッチ法が考案されていますが、ここではいたって簡単な方法を紹介します。体の部分的な筋肉に10秒間ほど力を入れたら、スッと力を抜いて約15秒間、リラックス感を味わうだけです。

不眠の解消を目的にした筋弛緩ストレッチは、寝る前に行うのが基本です。寝る前に行うようにいわれると、「寝る前というのは、具体的に寝る何分前か」という疑問を抱く人も多いのではないでしょうか。しかし、この質問には答えがありません。なぜなら、睡眠には個人差があり、ほかの人にとっての最適解が自分にとっての最適解ではないこともあるからです。**行うべき時間帯は人によって違います。**Aさんは寝床に就く直前に筋弛緩ストレッチを行ってよく眠れたと感じても、Bさんは就床の30分前に行ったほうが効果的だったと感じるかもしれません。**いろいろと試してみて、自分に合ったタイミングを見つけてください。**例えば「このストレッチをしてすぐに寝

床に入ったけれど、寝つきが悪かった」というのであれば、次は就床の5分前に再度チャレンジしてみましょう。就床5分前でよく眠れたというのなら、以降はその時間の筋弛緩ストレッチを習慣化するのがおすすめです。

筋弛緩ストレッチだけでなく、自分の睡眠にいい影響を与えるものは、どんどん自分の習慣に加えていきましょう。私はこのような習慣を**「ポジティブルーティーン」**と呼んでいます。**「何をしたときにいい睡眠が取れたのか」ということを睡眠のしくみに基づいて考え、自分にとっていい習慣を取り入れていく**のです。

実は脳には、「いつものパターン」を好む性質があります。就床前にいつものパターンをくり返すことで、脳が安心して余計なことを考えなくなり、休息状態に入りやすくなります。また、習慣化すると「これをしたあとには入眠する」と脳が条件づけされて、ポジティブルーティーンのあとには自然と眠けが起こるようになるのです。

ジンクスのような、これをしないといい睡眠が取れないといった、「ネガティブ・ネガティブルーティーン」は緊張を高め、かえって良眠を妨げることもままあります。つまり、ストイックにならないように注意し、**「これをしないと眠れない」ではなく、「これをするとよく眠れる」と考えることが大切**です。

肩・足・顔 筋弛緩ストレッチのやり方

筋弛緩ストレッチでは、体の部分的な筋肉に 10 秒間ほど力を入れて、筋肉の緊張した感覚を体感し、次に、スッと力を抜いて約 15 秒間、リラックス感を味わいます。筋肉のリラックスは精神のリラックスにつながり、眠りに就きやすくする効果があります。

基本姿勢

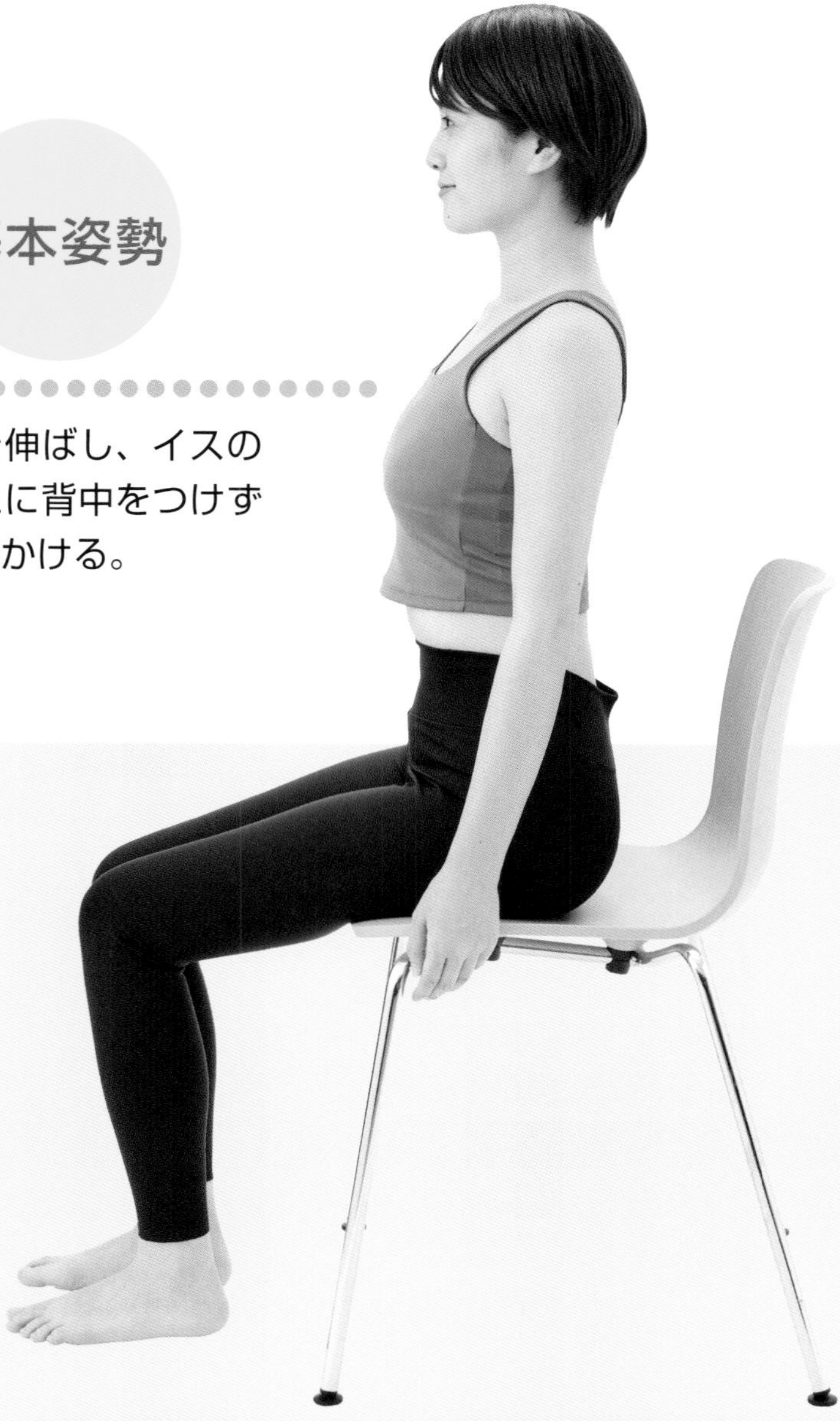

背すじを伸ばし、イスの背もたれに背中をつけずに浅く腰かける。

肩

効果 肩の緊張をゆるめ、血流がよくなり、リラックスして寝つきやすくなる。

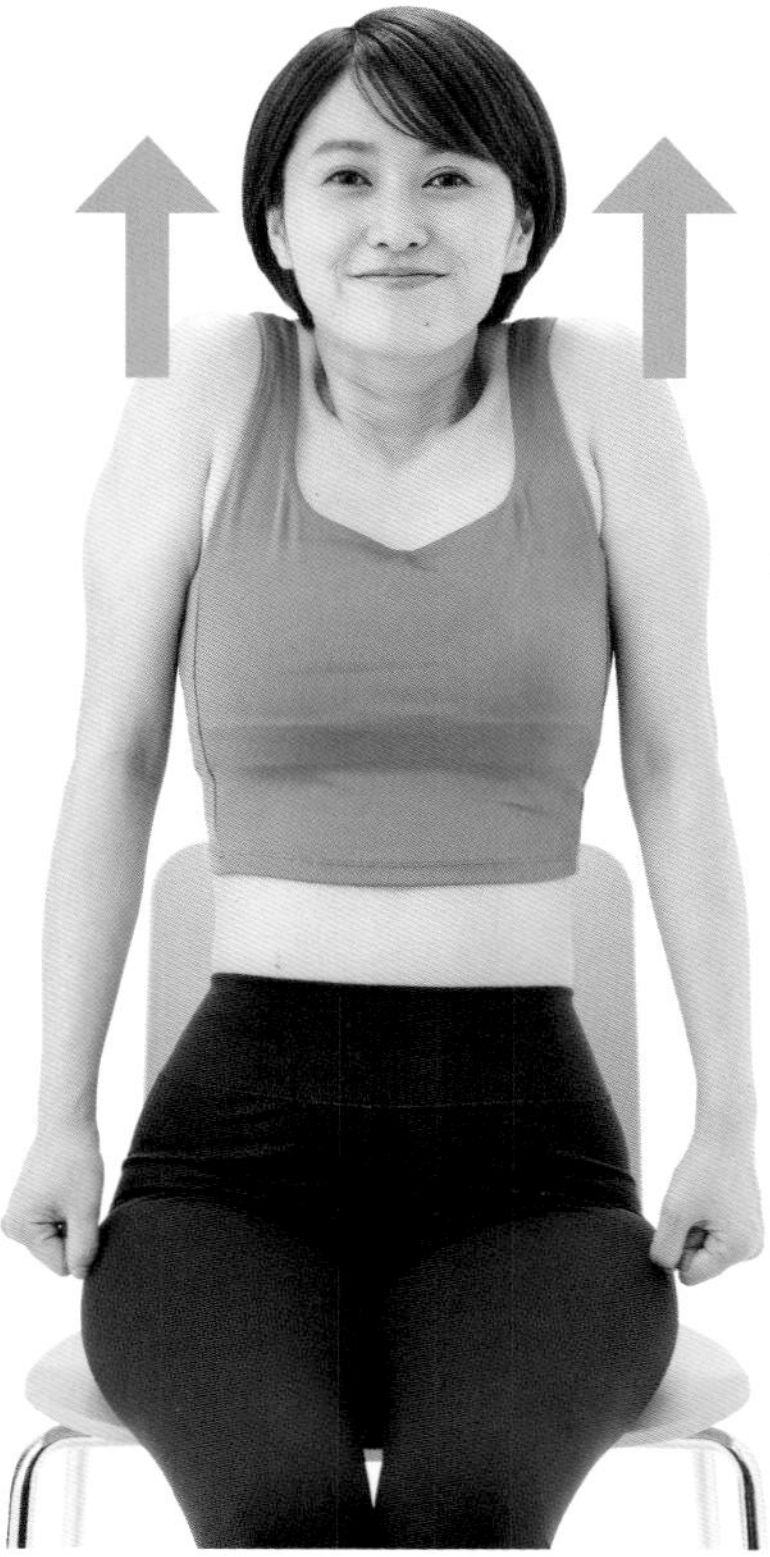

❶ 両肩をグッと上げ、耳に近づけるようにして 10 秒キープする。

❷ 一気に力を抜き、肩を落として 15 秒休む。

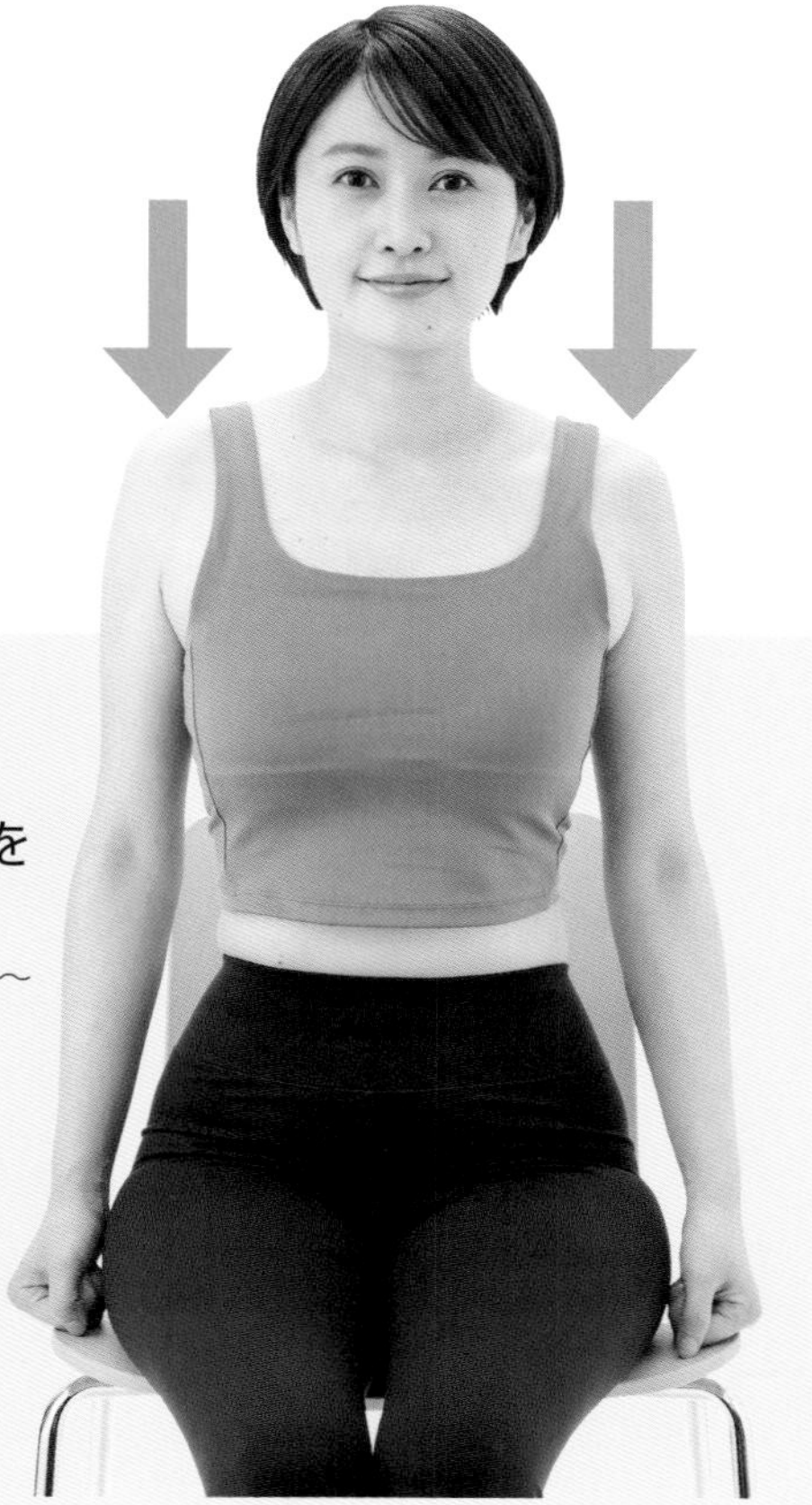

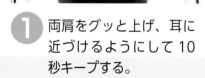

❶～❷を 2～3 回 くり返し **約 1 分**

寝る前に 行う

筋弛緩ストレッチ のやり方

足

効果 **足には大きな筋肉が集まっていて、ほぐすことで全身の血流がよくなる。**

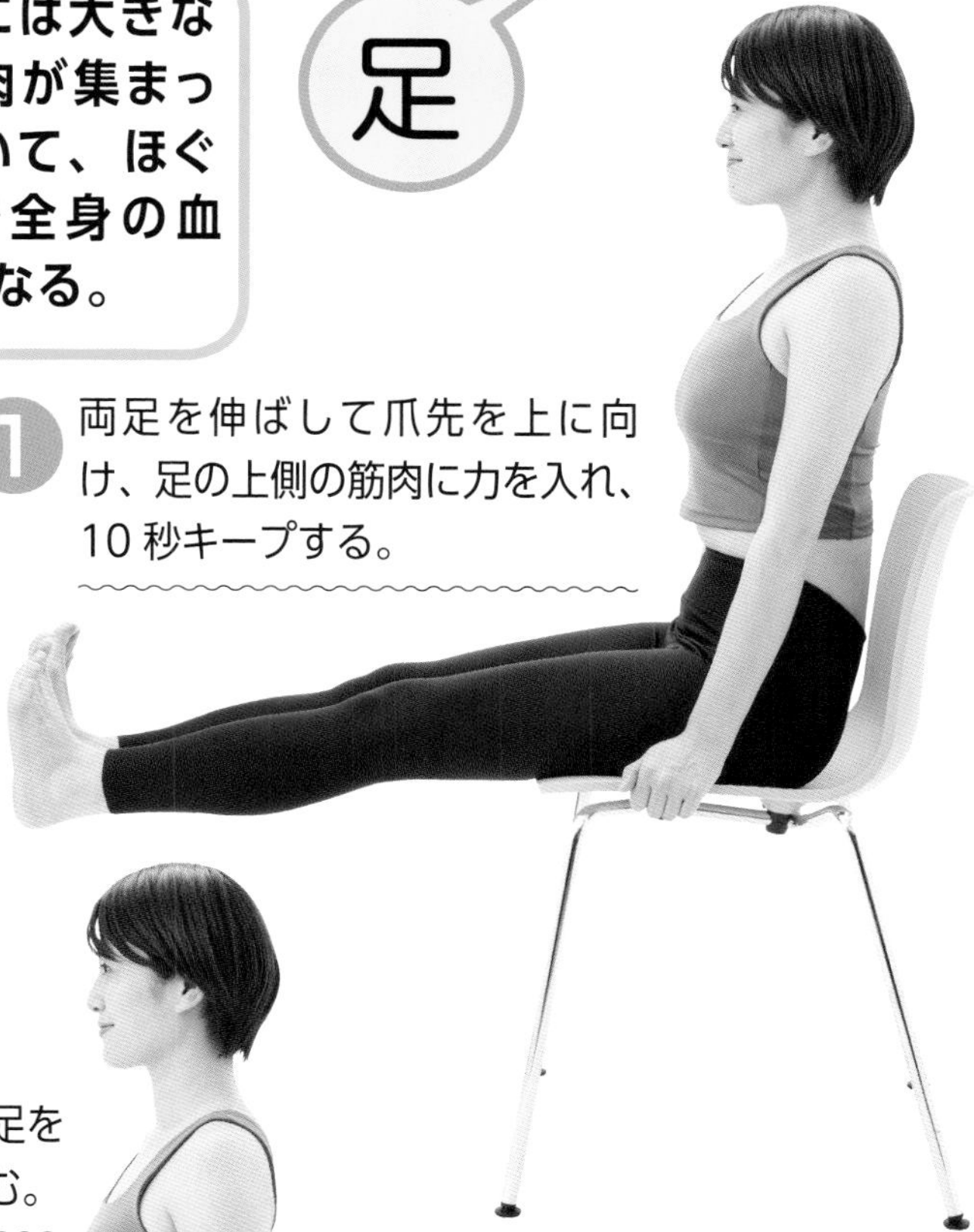

❶ 両足を伸ばして爪先を上に向け、足の上側の筋肉に力を入れ、10 秒キープする。

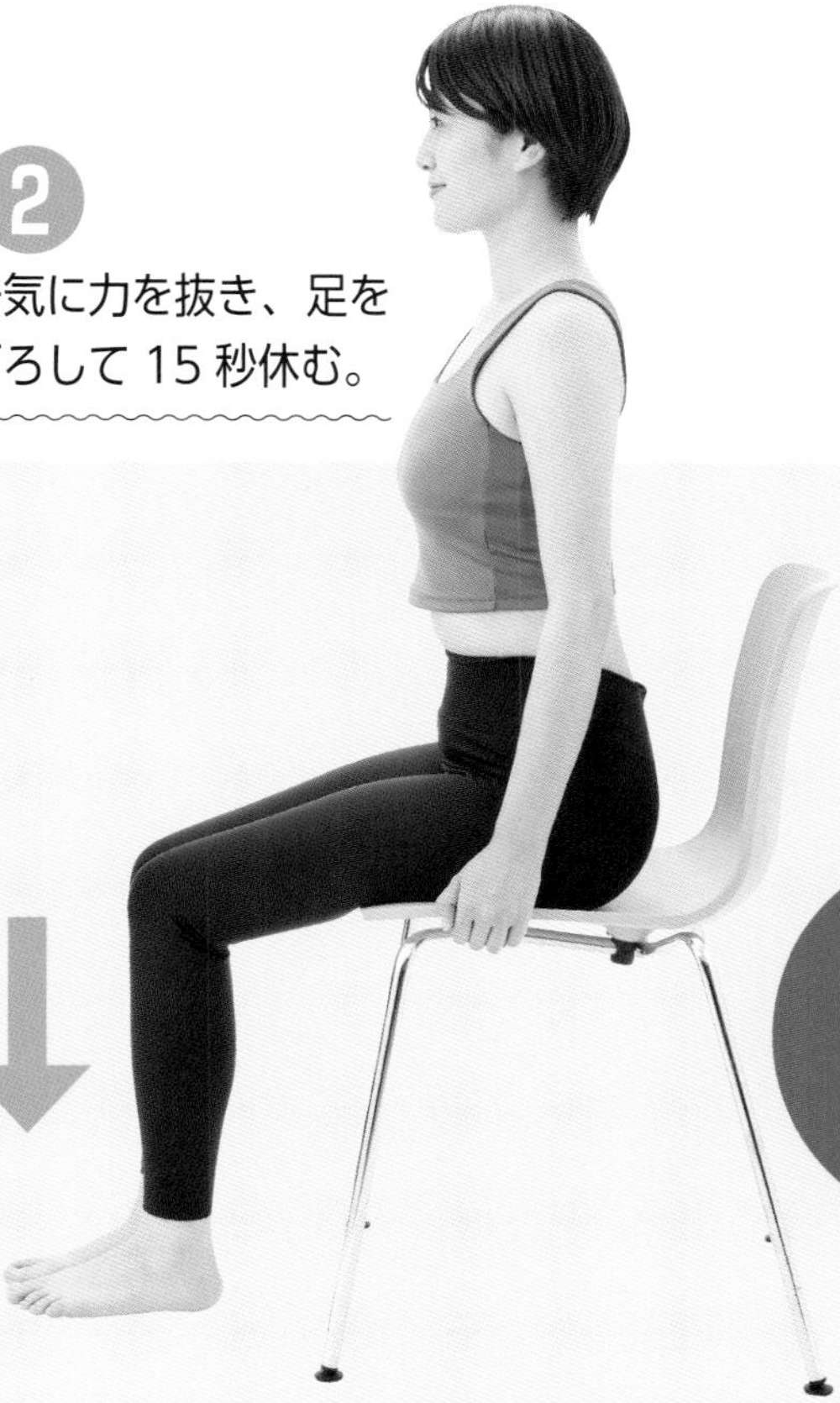

❷ 一気に力を抜き、足を下ろして 15 秒休む。

❶〜❷を 2〜3 回 くり返し **約 1 分**

寝る前に行う

顔

効果　顔の筋肉（特に目のまわり）をゆるめることで血流がよくなり、リラックスできる。

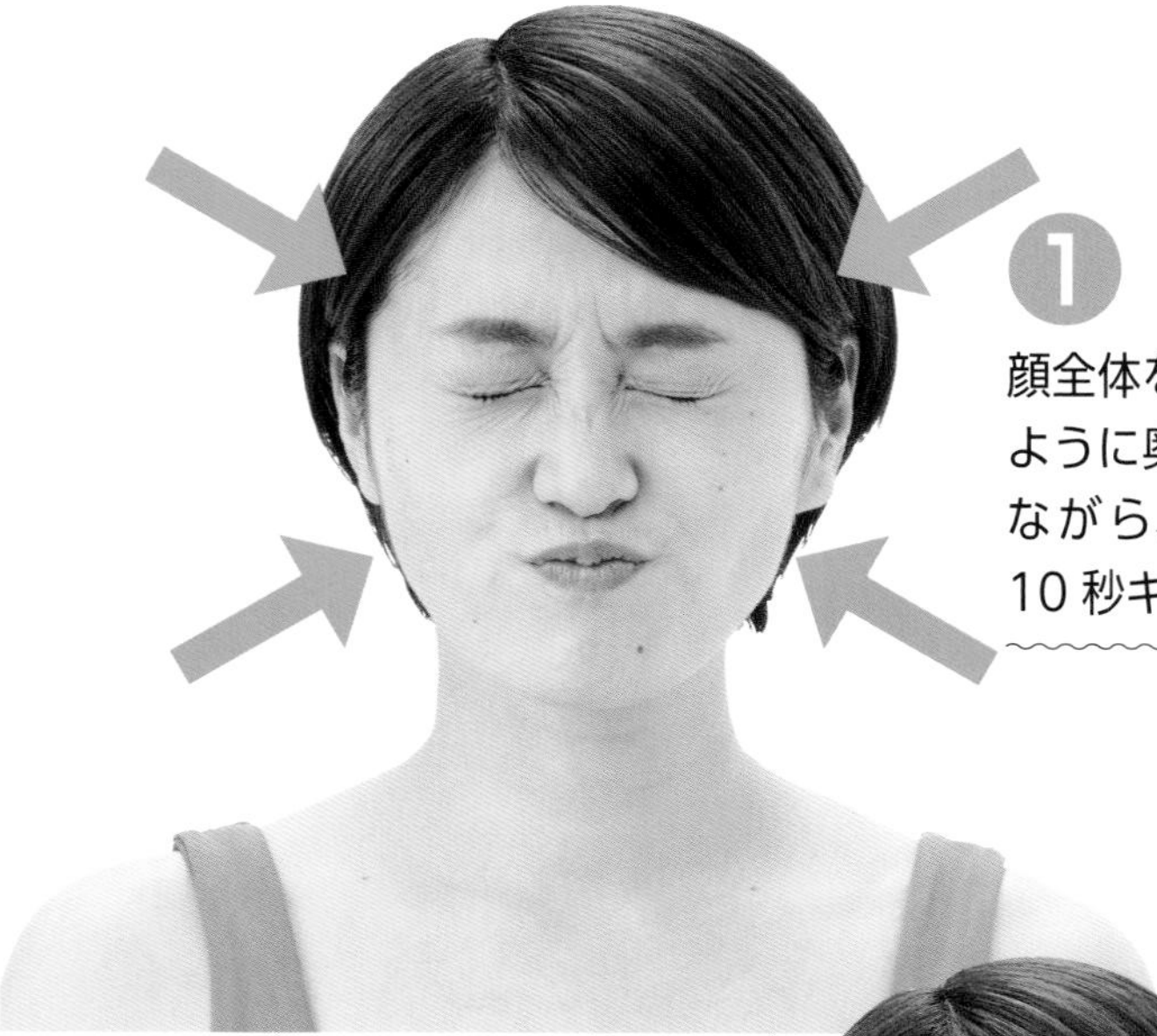

❶

顔全体を中心に寄せるように奥歯をかみしめながら、力を入れて10 秒キープする。

❶〜❷を
2〜3回
くり返し
約1分

寝る前に
行う

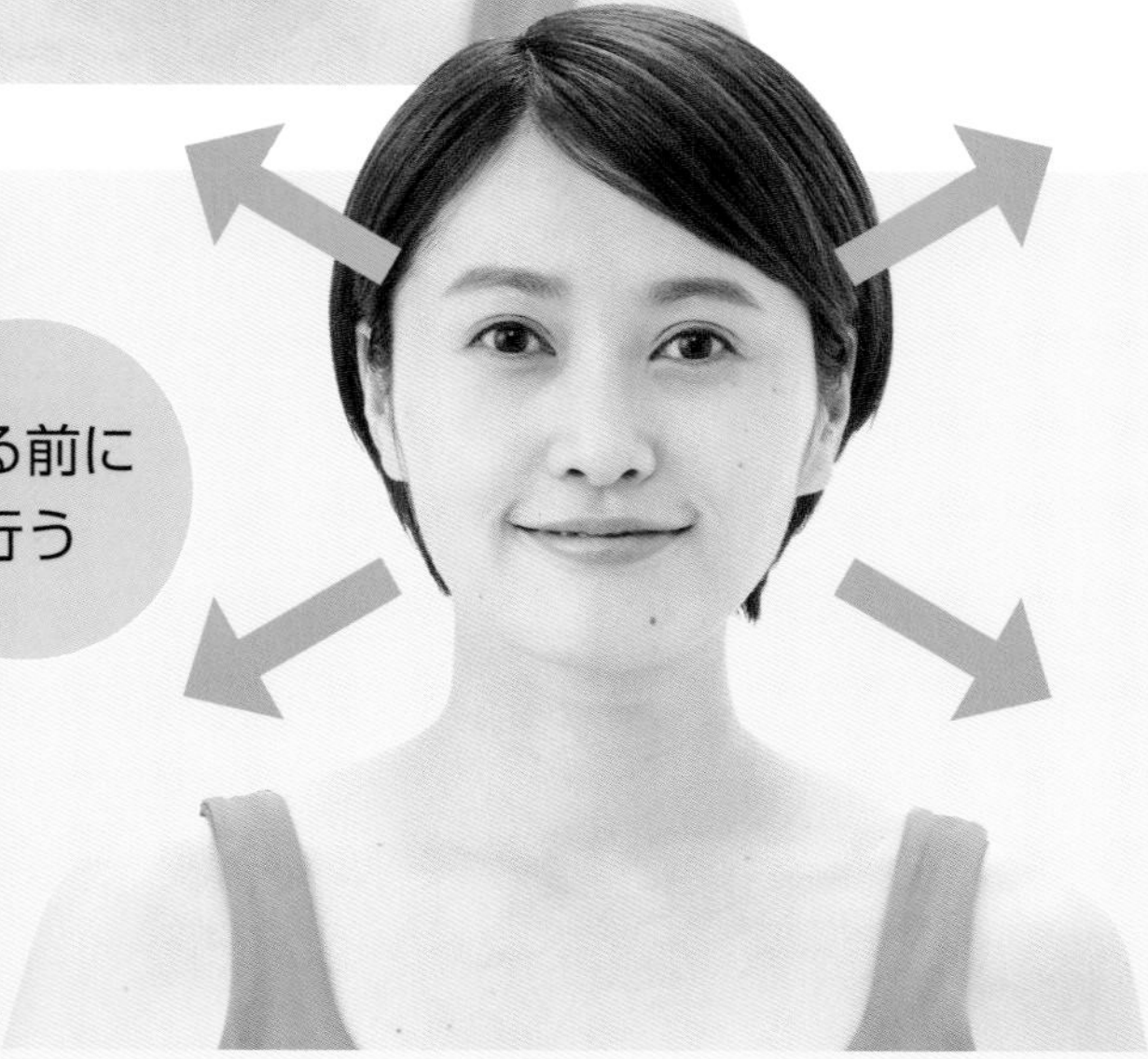

❷

一気に力を抜き、15 秒休む。

冷え症も不眠を招くがくつ下をはいたまま寝るのは逆効果で、寝る30分前の「足もと温め」が著効

冷え症で、「手足が冷たくて眠れない」と訴える人は少なくありません。そんな人に、筋弛《し》緩《かん》ストレッチに加えておすすめしたいのが、**寝る前に足もとを温める**こと。

眠りに深く関与するのが深部体温（体の内部の温度）のリズムです。深部体温は通常、日中に高く夜間は低く変動し、深部体温が下がるにつれて眠けが強くなります。

深部体温は、熱の放散によって下げられます。熱の放散を主導するのが手足です。手足は、表面積が大きく毛細血管が発達しているからです。手足を含む皮膚温（体の表面の温度）は深部体温とは逆で、日中は低く、夜に高くなります。私たちの体は夜に手足の皮膚温を上げることで体内の熱を放散し、深部体温を下げているのです。

ところが**冷え症の人の場合は、手足の毛細血管が収縮して熱を放散しにくい**状態にあります。そのため、深部体温が下がりにくく、寝つきが悪くなってしまいます。

熱放散を促すためには、まず皮膚温を上昇させることが大切。そこで試してもらい

冷え症で眠れない人には、就寝前の足湯がおすすめ

足湯のやり方

- 就寝 30 ～ 60 分前に行う。
- 40 ～ 42 度 C のお湯に足を 10 ～ 15 分つける。

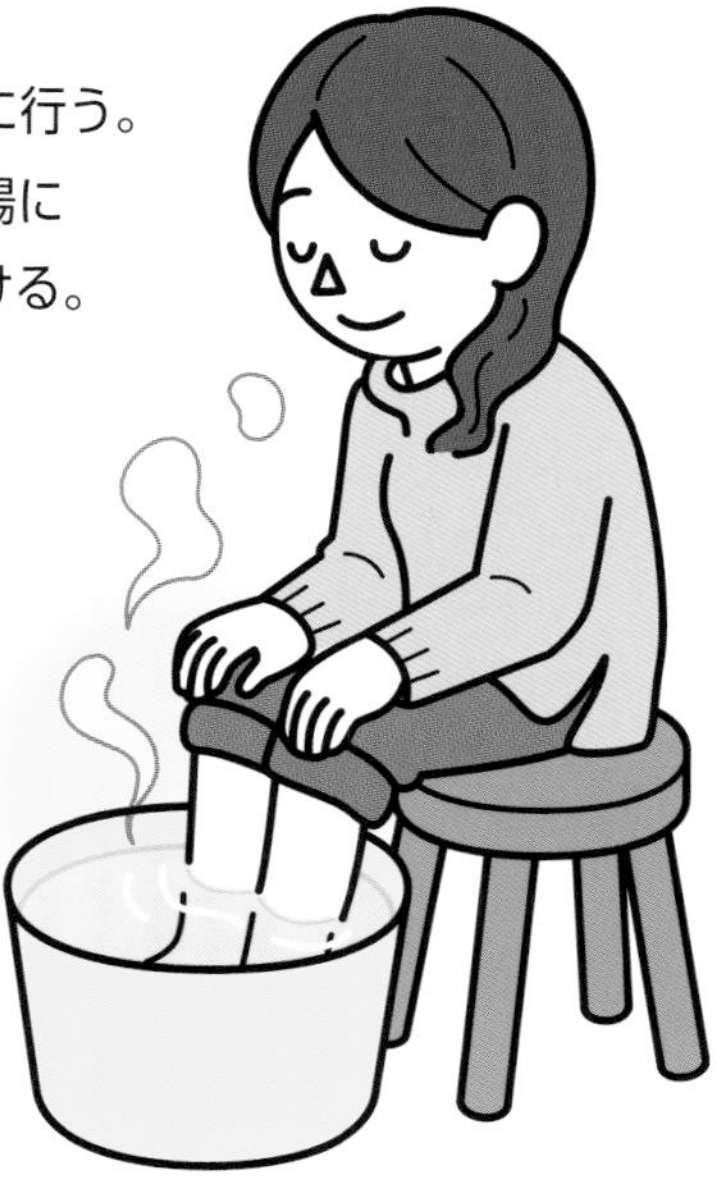

足湯の効果

①毛細血管が集まっている足を集中的に温められる。
②足湯の後は、皮膚温が上昇し、効率よく熱放散が行われる。
③熱放散により、深部体温が下がり、眠りやすくなる。

たいのが、**就寝30分前に行う足湯**です。**毛細血管が集まっている足を集中的に温めることで、効率よく熱の放散を促すことができます。**

そのほか、就寝前にくつ下をはくのもおすすめです。ただしくつ下は、足がある程度温まったら脱ぐようにしてください。くつ下は熱を逃さないように作られているので、就寝中にはくと足からの放熱が妨げられ、深部体温が下がりにくくなり、本末転倒になってしまうからです。**遅くとも寝る直前には必ず脱ぎ、はいたまま寝ないように気をつけましょう。**

第4章

【途中で目が覚める】
夜中や早朝に起きてしまう
「中途覚醒」「早朝覚醒」を改善！
熟睡1分呼吸法

ハーバード大学
医学部客員教授
根来秀行

眠りが浅く夜中や早朝に目が覚めるのは就寝中に交感神経が働き興奮状態の続くことが重大原因

病院で診察をしていると、具合が悪いけれど診察や検査をしても病気とはいえない、患者予備群のような人がたくさん来院されます。このような体調不良の患者さんは生活習慣が乱れていることが少なくありません。そこで、多くの場合「規則正しく食事をとりましょう」「定期的に運動をしましょう」と指導します。こうした指導に加えて私が行うのが、「睡眠」のアドバイスです。**なぜなら睡眠は健康な体を作るためにとても重要な役割を果たすからです。**

睡眠中、私たちの体は休んでいるように見えますが、体内では自律神経（意志とは無関係に内臓や血管の働きを支配する神経）とともにさまざまなホルモンが働き、日中の活動で傷ついた細胞を修復しています。睡眠中の体内は、いわば体を健康な状態に戻す「再生工場」なのです。そのため、悪い睡眠が続くと私たちは心身ともに不調が現れるようになります。悪い睡眠の代表例が、夜中に目が覚める「中途覚醒《かくせい》」や、朝早くに起きてしまう「早朝覚醒」です。中途覚醒や早朝覚醒に悩む人の中には、メリハリのない生活をしている人が少なくありません。**生活にメリハリがないと自律神経のバランスが悪くなります。自律神経はいい睡眠の土台となるもので、そのバランスが乱れれば、おのずと睡眠の質も低下します。**

自律神経には、日中に活動しているときに優位になる交感神経と、夜間に眠っているときに優位になる副交感神経があります。メリハリのない生活で自律神経のバランスが乱れると、夜間でも交感神経が優位になってしまうことが少なくないのです。

睡眠中、私たちはノンレム睡眠と、レム睡眠をくり返していて、それとともに眠りが深くなったり浅くなったりします。交感神経が優位になりやすい状態で眠りに就いていると、睡眠の途中でも、眠りが浅くなるさいに目が覚めやすくなってしまいます。また、目覚めたあとも副交感神経が優位にならず、なかなか寝つけない人も少なくありません。

睡眠の途中で目覚めないためには、寝る前にしっかり副交感神経を優位にして深い眠りを得ることが大切です。また、途中で起きてしまっても再び副交感神経を優位にすることができれば、すぐに眠りに就くことができるでしょう。

副交感神経の働きを高めるには自律神経が密集する横隔膜を刺激するとよく、「熟睡1分呼吸法」が著効

中途覚醒《かくせい》や早朝覚醒の改善には、自律神経（意志とは無関係に内臓や血管の働きを支配する神経）のうち、心身の働きをリラックスさせる副交感神経を優位にすることが大切ですが、「優位にしよう」と思ってできるものではありません。そもそも自律神経は、自分の意志とは無関係に体の働きを支配する神経だからです。

そこで活用したいのが「呼吸」です。通常、呼吸は自律神経によって管理されて無意識に行われますが、一方で意識的に介入することもできます。つまり、意識的に呼吸を変えることによって、逆に自律神経に働きかけることができるのです。

呼吸は、生命を維持するために不可欠です。息を吸うことで体内に酸素を取り入れ、息を吐くことで二酸化炭素を排出します。このガス交換は、肺が拡張したり収縮したりして行われるのですが、肺にはみずから拡張・収縮する能力はありません。肺の動きは横隔膜《おうかくまく》と呼吸系の筋肉が拡張・収縮することで初めて可能になります。

肺を守る肋骨《ろっこつ》やそれに付随する呼吸筋群をまとめて胸郭《きょうかく》といいます。この胸郭の中には肺がゴム風船のように収まり、胸郭の下部分はドーム状（円盤状）の形をした横隔膜でふさがっています。実は、横隔膜の周辺は、自律神経が密集した「自律神経センサー」のような場所になっています。そのため、横隔膜を大きく動かすことで自律神経を刺激し、特に横隔膜をゆったりとゆるめるさいに副交感神経を優位にさせることができるのです。

私はハーバード大学医学部で自律神経と呼吸の関係について自律神経や脳波を詳細に測定する最新医療機器を用いて検証をしました。そしてこの研究をもとに開発したのが、これから紹介する2種類の熟睡1分呼吸法、**「4・4・8呼吸法」**と**「10・20呼吸法」**です。**熟睡1分呼吸法は、横隔膜をゆっくり刺激する腹式呼吸を意識することがポイントです。**

呼吸には大きく分けて「胸式呼吸」と「腹式呼吸」の二つがあります。簡単にいうと、息を吸うときに胸をふくらませるのが胸式呼吸で、主に肋間筋による胸腔《きょうくう》（胸郭が取り囲む内部）の拡張・収縮によって行います。それに対して腹式呼吸では、おなかが大きくふくらむように、鼻からゆっくり息を吸い込み、おなかから息を絞り出す

腹式呼吸が自律神経に作用するしくみ

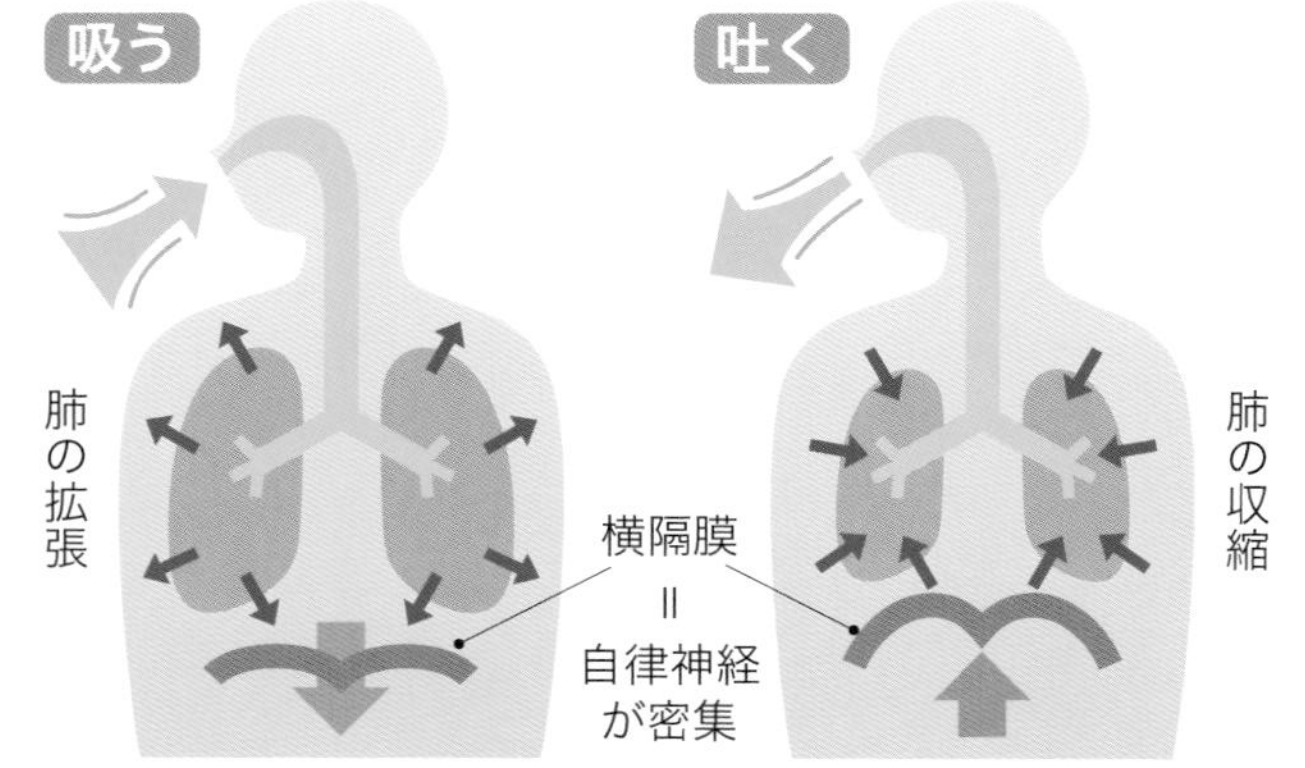

おなかをふくらませ息を吸う
横隔膜が収縮し（下がる）、
肺の外側の圧力が下がる。

おなかをへこませて息を吐く
横隔膜がゆるみ（上がる）、
空気が肺から押し出される。

ように鼻から息を吐きます。腹式呼吸で息を吸ったときにおなかがふくらむのは、横隔膜が収縮して下がり、腹圧が上がるためです。このとき胸腔内圧が減り、肺が拡張するため、息を吸うことができるのです。息を吐くときには、おなかをへこませることで横隔膜がゆるんで上がるので、胸腔内圧が増え、肺が収縮して、空気が肺から押し出されます。**腹式呼吸で横隔膜を上下に大きく動かすと、横隔膜にある自律神経センサーが刺激され、意識的にコントロールができるようになります。特に、腹式呼吸でゆっくりと息を吐くことを心がけると、副交感神経が優位になることがわかっています。**

そこで熟睡1分呼吸法は、息を長く吐くことを意識して行います。その結果、副交感神経がしっかり働き、いい睡眠を得るのに役立つのです。

質の高い睡眠に不可欠な睡眠ホルモン「メラトニン」の分泌を促す寝る前の「4・4・8呼吸法」

良質な睡眠を得るには自律神経（意志とは無関係に内臓や血管の働きを支配する神経）のバランスを整え、夜間は副交感神経（心身の働きをリラックスさせる自律神経）を優位にする必要があります。

そこで、寝る前にぜひ試していただきたいのが「4・4・8呼吸法」です。**4・4・8呼吸法の基本は、鼻からゆっくり息を吸って、鼻からゆっくり息を吐く腹式呼吸です。特に息を吐くことを意識して行ってください。**

さらに、「吸って、吐く」の間で「息を止める」のが、4・4・8呼吸法の大きな特徴です。息を止めることで、全身の細胞に酸素が運ばれやすくなり、疲労回復に役立ちます。また、息を止めることで、呼吸のスピードがさらにゆっくりになって、副交感神経の働きをいっそう高めることができます。

副交感神経に加えて、もう一つ重要なのが、眠りにかかわる重要なホルモンであるメラトニンをしっかり分泌《ぶんぴつ》させることです。

メラトニンの分泌は体内時計の影響を受け、24時間に近いリズムで変動します。朝、日の光を浴びると、その時点でリセットされ、そこから約15時間後にメラトニンの分泌量が増えて、眠くなるしくみになっているのです。また、メラトニンには睡眠の質を向上させる働きもあります。それゆえ、メラトニンは睡眠ホルモンとも呼ばれていて、良質な睡眠を得るために欠かせません。

ところが、メラトニンの分泌は加齢に伴い減っていきます。また、夕方から夜にかけて人工的な光を浴びると、分泌が抑制されてしまいます。不眠の患者さんの中には、メラトニンがしっかり分泌されていない人も少なくありません。

実は4・4・8呼吸法は、メラトニンの分泌を増やすのにも役立ちます。というのも、4・4・8呼吸法のようなリズミカルな動作はメラトニンの原料となるセロトニンの分泌を促すことがわかっているからです。

このように、4・4・8呼吸法は、副交感神経を優位にし、メラトニンの分泌量を増やすことで、良質な睡眠を得るのに役立つことが期待できます。寝る前のわずかな時間でできるので、ぜひ試してみてください。

熟睡１分呼吸法①

４・４・８呼吸法のやり方

効果

副交感神経を優位にし、メラトニンの分泌量を増やす。良質な睡眠や疲労回復を促す。

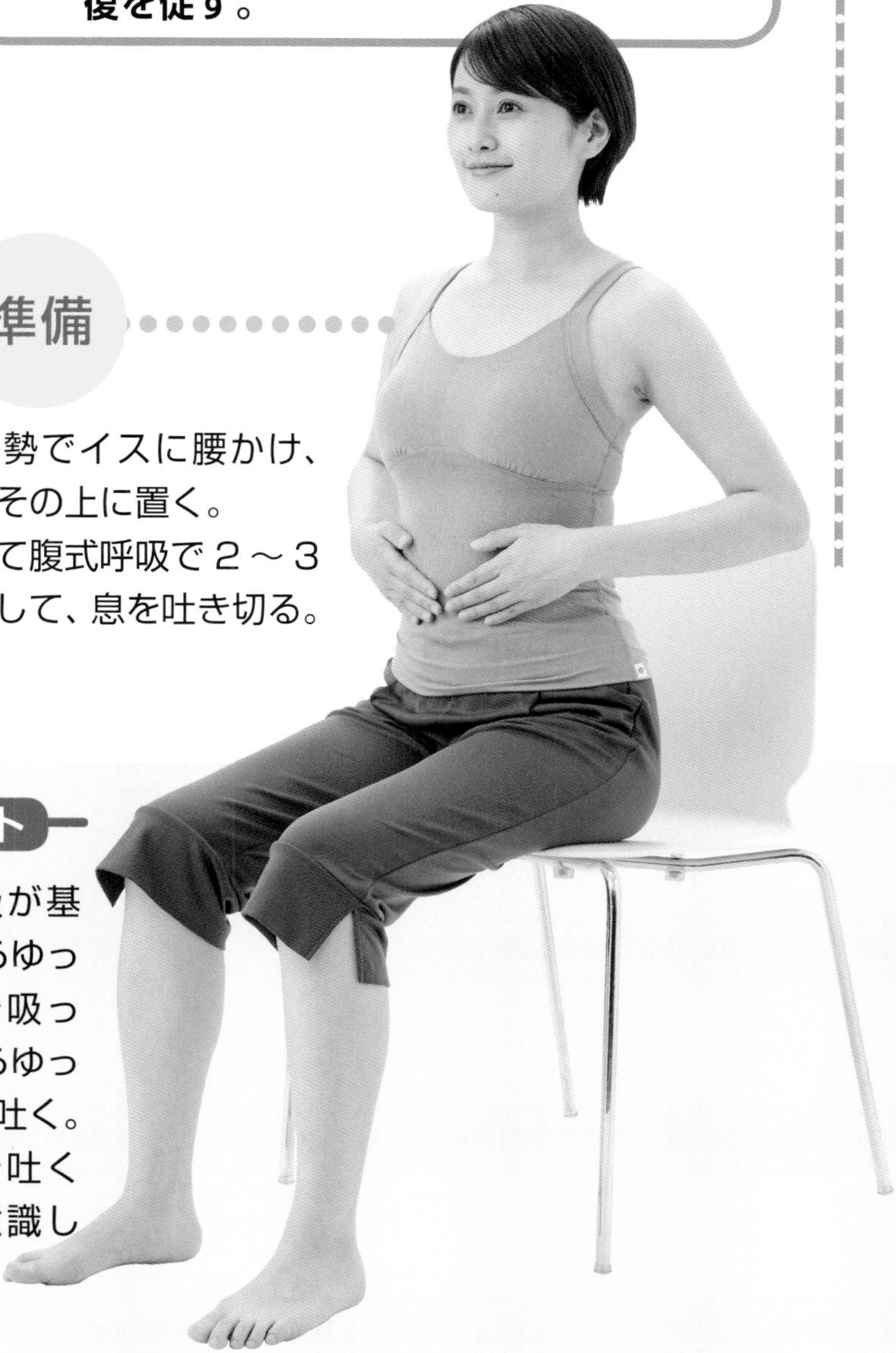

準備

らくな姿勢でイスに腰かけ、両手をへその上に置く。
準備として腹式呼吸で２～３回呼吸をして、息を吐き切る。

ポイント

腹式呼吸が基本。鼻からゆっくり息を吸って、鼻からゆっくり息を吐く。特に息を吐くことを意識して行う。

4・4・8呼吸法のやり方

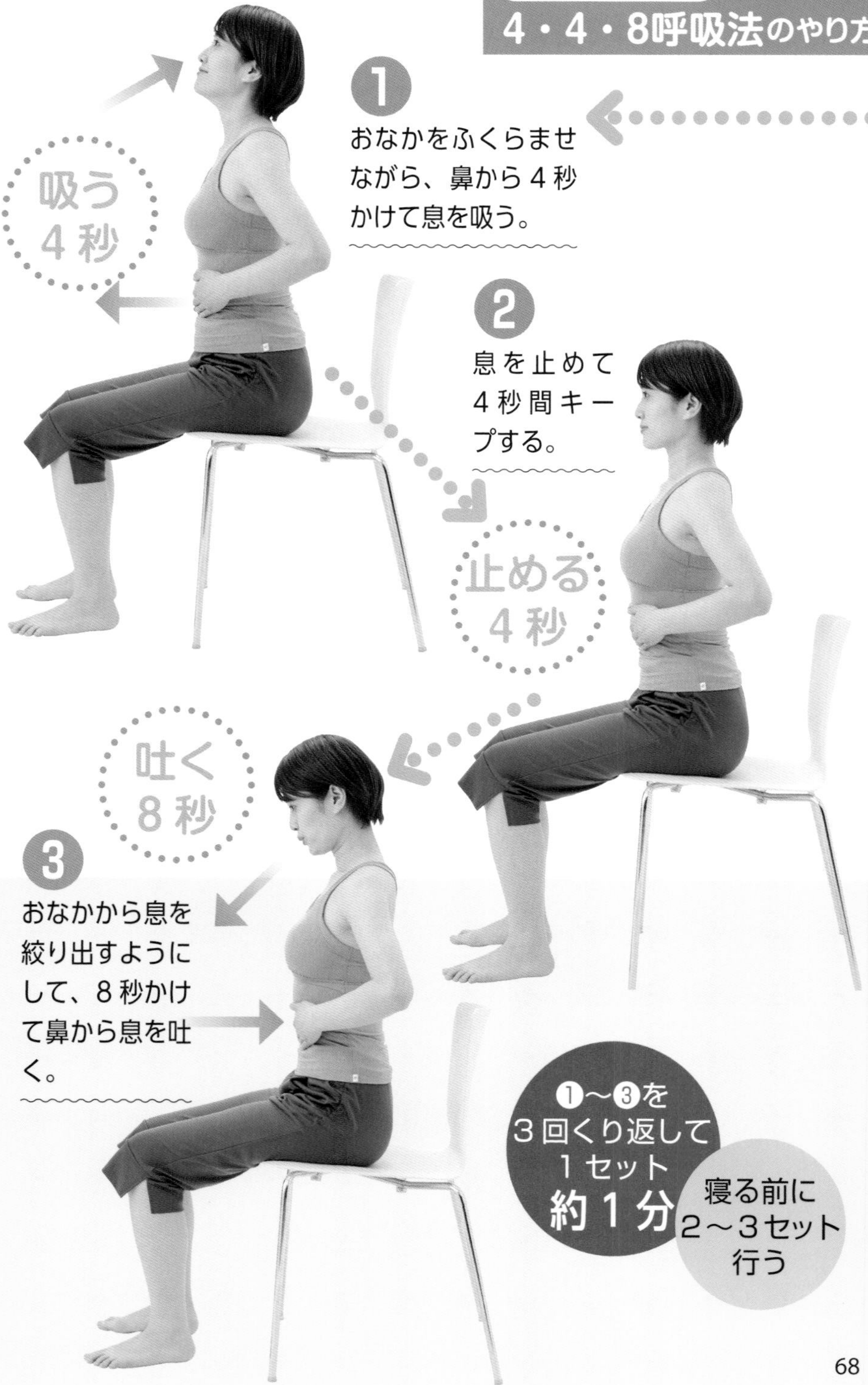

❶

おなかをふくらませながら、鼻から4秒かけて息を吸う。

❷

息を止めて4秒間キープする。

❸

おなかから息を絞り出すようにして、8秒かけて鼻から息を吐く。

❶～❸を3回くり返して1セット 約1分

寝る前に2～3セット行う

途中で目が覚めて再び寝つけないときは布団の上で寝たままできる「10・20呼吸法」が著効

睡眠の途中で目が覚める人に多いのが、目が覚めたときに「眠ろう」と思うあまり、逆に眠れなくなるケースです。眠らなくてはと自分にプレッシャーをかけると、それがストレスとなり、交感神経（心身の働きを活発にする自律神経）の興奮を招きます。

睡眠の途中で目が覚めたときは、布団の中でできる「10・20呼吸法」を行ってみてください。10・20呼吸法は、10秒で息を吸って20秒で吐くという1分間に2回の深い呼吸をするのが大きな特徴です。10・20呼吸法を行うと、交感神経が鎮静して副交感神経（心身の働きをリラックスさせる自律神経）の働きが高まり、スムーズに再入眠できるようになります。

「10・20呼吸」は効果が出るのが早いのもうれしいポイントです。みなさんは、α波《アルファ》という言葉を聞いたことがありませんか。人間の脳波は周波数によって、大きく「α

波」「β《ベータ》波」「θ《シータ》波」「δ《デルタ》波」に分けられ、精神状態や自律神経のバランスなどによって優位になる脳波が異なります。活動したり、興奮したりしているときはβ波が出やすくなりますが、リラックス度が上がるにつれα波が増えてきます。

私が開発したさまざまな呼吸法と脳波について調べたところ、どの呼吸法でもα波の増加が確認できましたが、10・20呼吸法では特に早く変化が見られました。つまり**10・20呼吸法は、ほかの呼吸法よりも早くリラックス効果が得られる**ということです。

10・20呼吸法を行うときは目を閉じてください。α波がより出やすくなります。また、行うさいは呼吸だけに意識を集中させましょう。そうすることで、「眠れないかもしれない」といった余計なことを考えなくてすみます。

これまでに私は多くの患者さんに熟睡1分呼吸法を紹介し、不眠が改善したと喜ばれています。例えば、会社の経営者であるSさん（男性・58歳）は高血圧で来院されたのですが、不眠の悩みも抱えていました。仕事でシビアな決断をしなくてはならない場面も多く、かなりのストレスを抱えていたようです。そこで、私はSさんに熟睡1分呼吸法を取り入れることを提案しました。その結果、1ヵ月後の受診では血圧が低下し、睡眠の状態もかなり改善されていたのです。
睡眠の途中で目が覚める方はぜひ取り入れてみてください。

熟睡1分呼吸法②

10・20呼吸法のやり方

効果 **睡眠の途中で目が覚めたときなど寝つけないときに行うと、副交感神経が優位になり、スムーズに再入眠できる。**

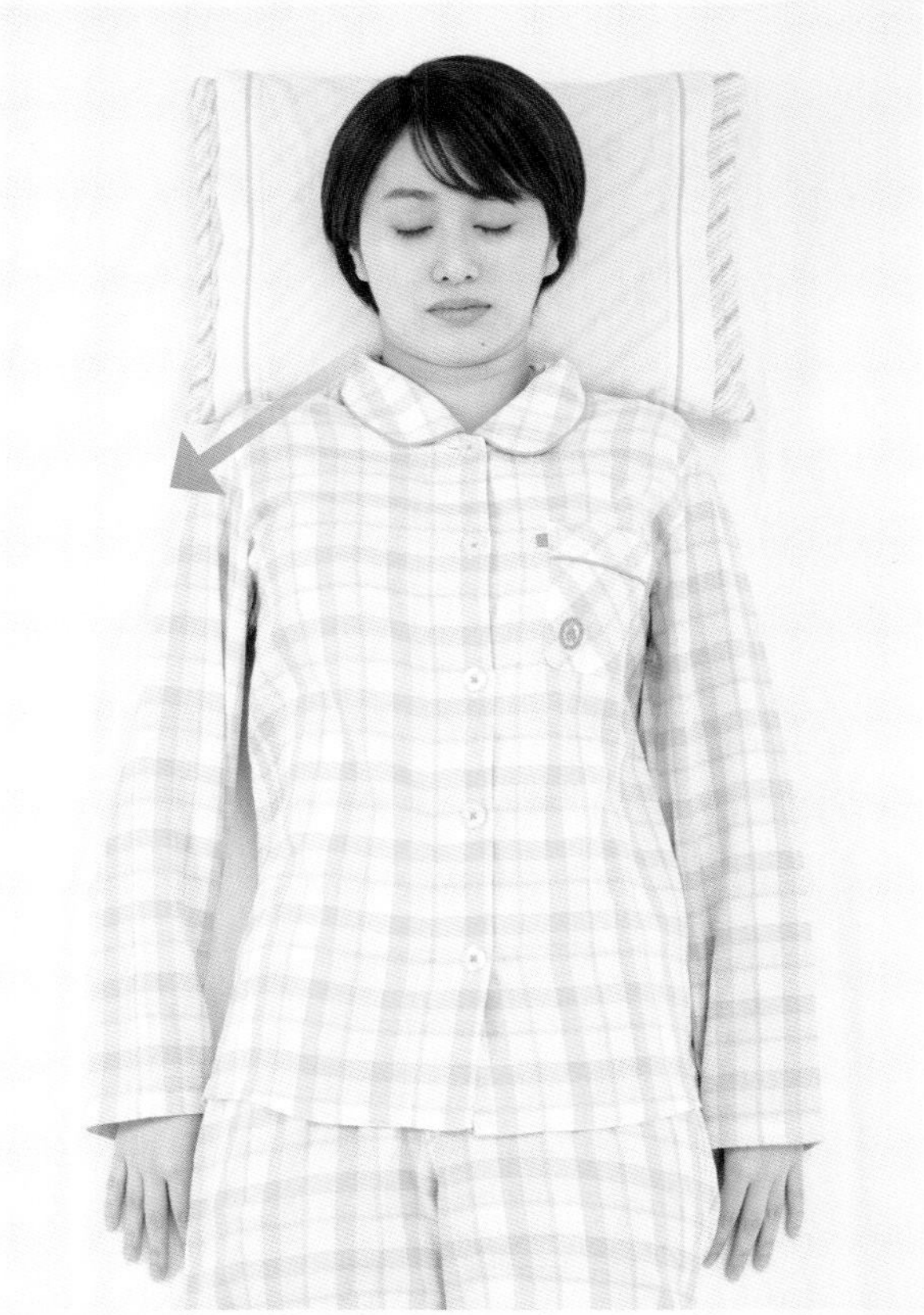

❶ あおむけに寝て、下腹部をゆっくりとへこませるようにして息を吐き切る。

10・20呼吸法のやり方

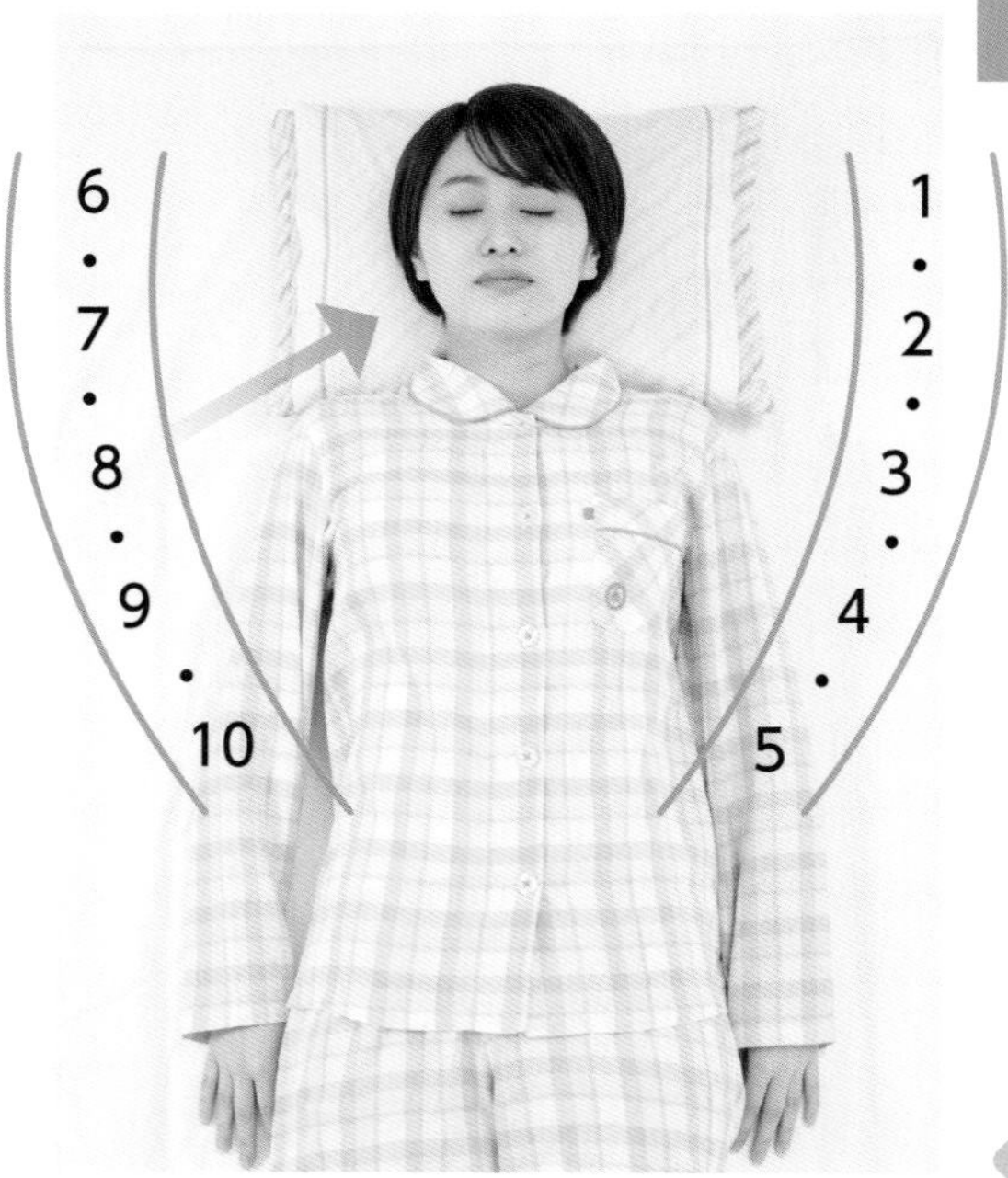

②

下腹部と肛門の力を抜き、下腹部をゆっくりふくらませながら、10秒かけて自然に鼻から息を吸い込む。

③

首から胸にかけての力をゆっくりと抜きながら、20秒かけて自然に鼻から息を吐く。このとき、下腹部をゆっくりとへこませながら肛門をゆっくり閉じるように意識して、息を吐き切る。

難しい人はできる範囲でOK！

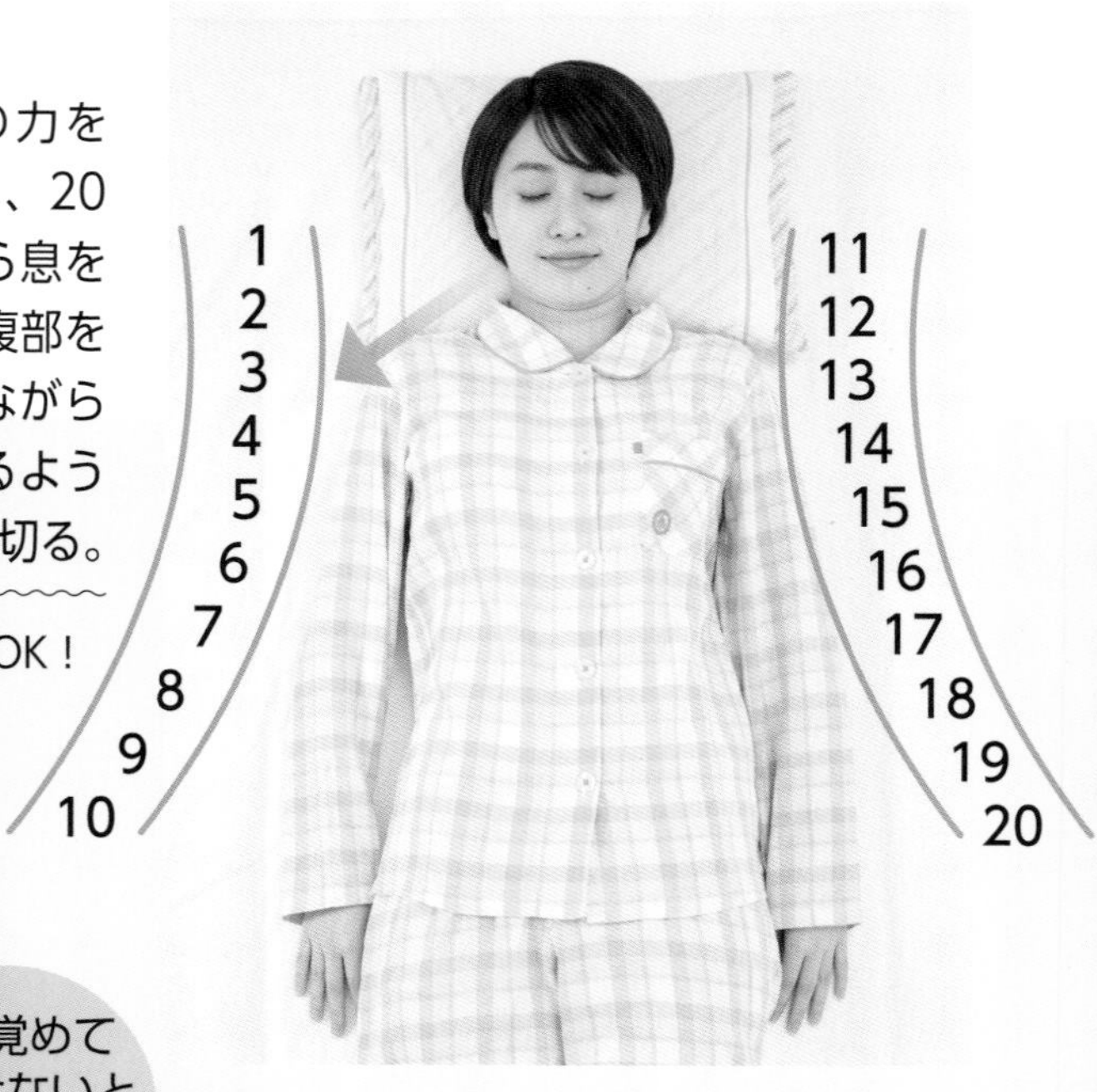

②〜③で
2セット
1分

目が覚めて寝つけないときにくり返し行う

第5章

【寝た気がしない】熟睡感が足りない「熟眠障害」は睡眠の質の低下が原因で、就寝前1分のぐっすりストレッチが深い眠りを誘うのに効果大

慶應義塾大学
特任准教授
白濱龍太郎

熟睡感が足りないのは睡眠の質が低下した証拠で、就寝後4時間以内にいかに深く眠れるかが肝心

十分に睡眠時間を取ったはずなのに、疲れやだるさが残り、熟睡感が足りないタイプの不眠が**「熟眠障害」**です。

熟眠障害は、不眠以外の睡眠のトラブル（睡眠障害）が原因で起こることがあります。熟眠障害を引き起こす睡眠障害が「睡眠時無呼吸症候群」と「周期性四肢《しし》運動障害」です。睡眠時無呼吸症候群は、寝ている間に呼吸が何度も止まることで、さまざまな合併症を引き起こす病気です。呼吸が止まるたびに脳が酸素不足に陥るため、眠りが浅くなり、起床時に熟睡感が得られないほか、頭痛がしたり、日中に強い眠けやだるさが現れたりします。一方、周期性四肢運動障害は、睡眠中、無意識に手足が動いてしまう病気です。手足が動くことで夜中に起きてしまったり、目が覚めなくても脳が覚醒《かくせい》してしまったりするため、熟睡感を得ることができません。

これらの場合は、病気の治療をすることで熟眠障害が解消する可能性があります。

睡眠時無呼吸症候群や周期性四肢運動障害は、自覚症状が少なく、自分では気がつきにくい病気です。周囲の人に指摘された場合は、すぐに医療機関を受診しましょう。

一方で、特に原因が思い当たらないのに、ぐっすり眠れないことに悩む人も少なくありません。**熟眠障害の人は、起床時にぐっすり眠ったという満足感が得られず、日中に眠けを感じるため、日常生活に支障をきたします。**

ではそもそも、ぐっすり眠るとはどういう状態なのでしょうか。睡眠の大きな目的は脳と体の疲労回復にあります。**ぐっすり眠って朝スッキリ起きられたときは、睡眠中に脳と体の疲労がしっかり取れていると考えられます。これが良質な睡眠です。**

私たちの眠りは常に一定ではなく、浅い眠りの「レム睡眠」と深い眠りの「ノンレム睡眠」を約90分単位でひと晩に4～6回くり返しています。

レム睡眠では、体は休息していますが、脳は活発に動いており、情報の整理を行っています。夢を見るのはレム睡眠のときです。

一方、ノンレム睡眠は脳と体がいっしょに休息している状態です。ノンレム睡眠は脳の休息の度合いによって三つのステージに分けられます。

ステージ1は浅い睡眠、ステージ2は安定しているけれど深くはない睡眠、ステー

理想的な睡眠パターン

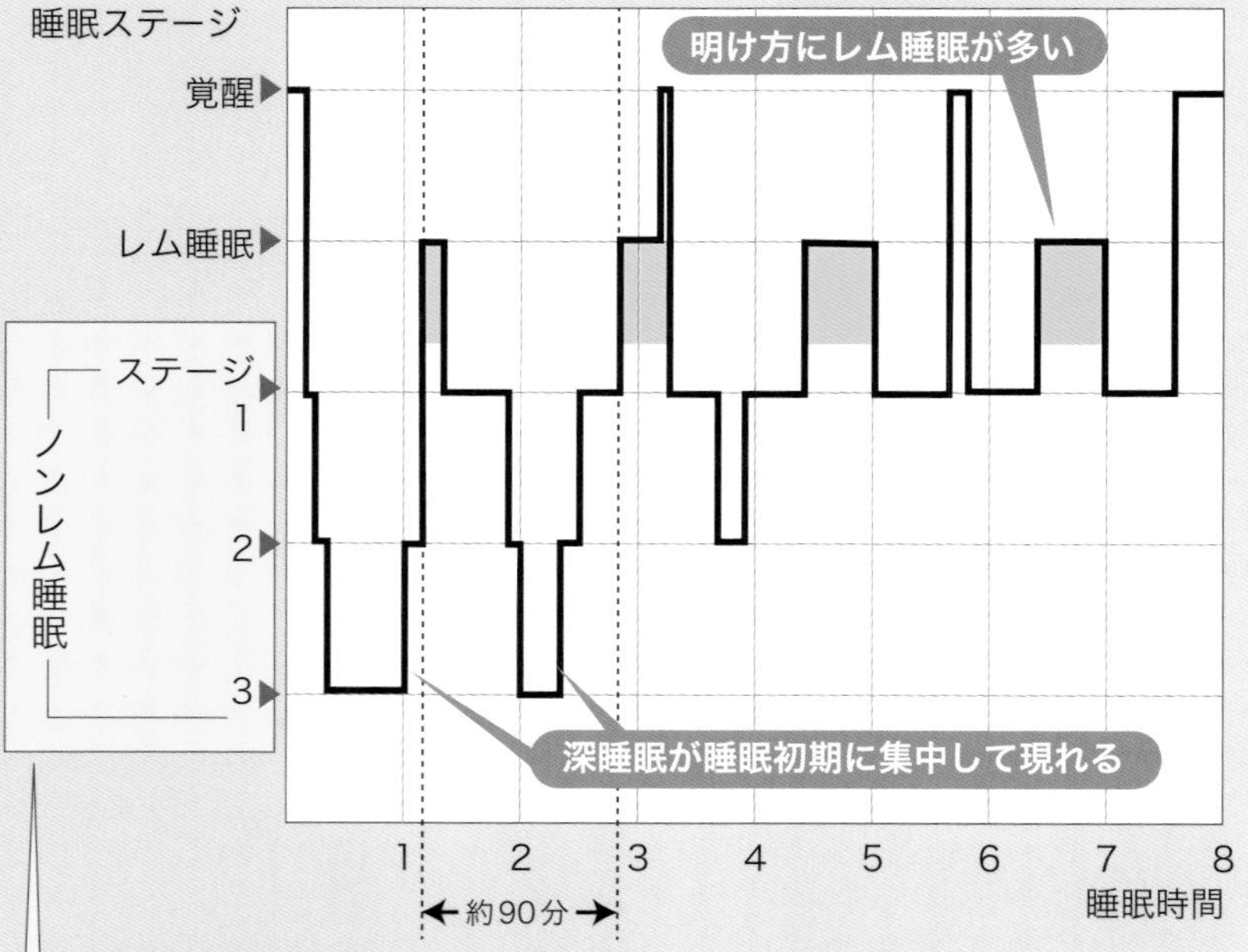

ステージ1…浅い睡眠
ステージ2…安定しているけれど深くはない睡眠
ステージ3…深睡眠（徐波睡眠）と呼ばれる深い睡眠　※最初の4時間の間に深睡眠が2回以上あることが望ましい

ジ3は最も深い睡眠の深睡眠（徐波《じょは》睡眠）です。深睡眠のときには、物音がちょっとくらいしても目が覚めないくらい熟睡しています。

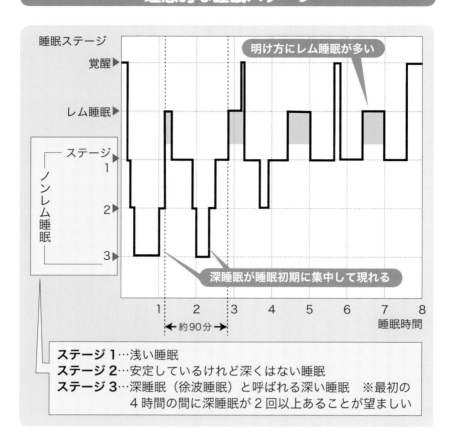

睡眠中に深睡眠をしっかり取ることができれば、日中に活動しつづけた脳と体の疲労が回復し、朝、気持ちよく起きられます。逆に、しっかり深睡眠が取れないと、いくら長い時間寝たとしても、熟睡できていない

ので脳や体が十分に休まらず、起床したときにだるさや疲れが残ります。これでは、良質な睡眠とはいえません。**つまり、睡眠の質は、しっかりと深睡眠が取れているかどうかによって左右されるのです。**

レム睡眠が睡眠の後半（明け方）に出やすいのに対し、深睡眠は眠りに就いてから4時間以内に集中して現れます。最初の深睡眠が出現するのは、眠りはじめてから30分後くらいです。このとき、日中に傷ついた体の細胞を修復する成長ホルモンの分泌《ぶんぴつ》がピークを迎えます。その後、2～4時間の間に深睡眠はさらに1～2回出現します。

熟眠障害を防ぐには、眠りはじめてから4時間以内に深睡眠を十分に取ることが大事です。深睡眠が不十分だと、脳や体の疲労が回復しないまま朝を迎えることになります。これでは、熟睡感は得られません。**眠りはじめからの4時間以内に深睡眠が2回以上現れれば、脳や体の疲労の大半は取れるといわれています。起きたときに熟睡感を得られるかどうかは、就寝してから4時間以内にいかに深く眠ることができるかにかかっているのです。**

眠りの深さは「自律神経」と「深部体温」に左右され、二つのリズムが乱れると熟眠障害が多発

私たち人間の本来の睡眠パターンでは、レム睡眠（浅い眠り）とノンレム睡眠（深い眠り）がひと晩の間に交互に現れます。**ノンレム睡眠の中でも特に深い睡眠を深睡眠（徐波《じょは》睡眠）といい、就寝後4時間以内に深睡眠が2回以上現れれば、脳と体がしっかり休まり、熟睡感を得ることができます。**

深睡眠をしっかり取れるかどうかに関係しているのが、自律神経（意志とは無関係に内臓や血管の働きを支配する神経）と深部体温（体の内部の温度）です。

自律神経には、交感神経と副交感神経の2種類があります。日中は交感神経が活発に働き、心拍数や血圧を上昇させ、私たちが活動しやすい状態を作ります。夕方から夜にかけては、副交感神経の働きが高まり、心拍数や血圧は低下し、体はリラックスした状態になります。体にとっての究極のリラックス状態が睡眠です。

ところが現代人は、仕事や人間関係、さらには昨今のコロナ禍《か》で大きなストレスを

1日の深部体温の変化

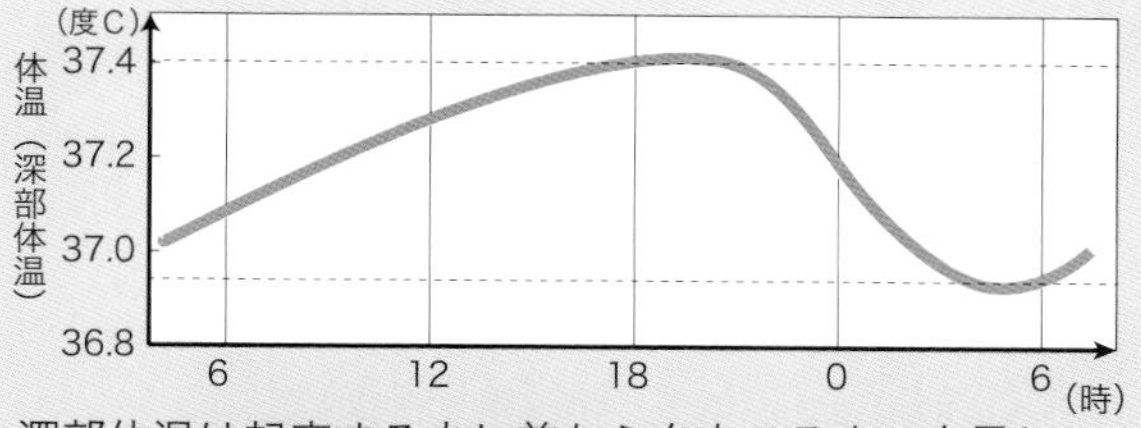

深部体温は起床する少し前から夕方ごろまで上昇し、そのあと徐々に下がりはじめるとともに眠けが生じる。

抱えています。ストレスにさらされると交感神経が優位となり、体は緊張します。その状態が夜になっても続くと、体は日中の活動モードと同じ態勢になっているため、リラックスモードになかなか切り替わらず、深く眠ることができません。

一方、深部体温は起床の少し前から上がりはじめ、日中は高い体温を保ち、体の活動モードを維持します。その後、夜にかけて下がりはじめ、睡眠中は低い体温で推移して休息モードを保つのです。そして、人間の体は深部体温が下がると眠くなるしくみになっています。

このとき、深部体温の高低差が大きいほど深い眠りを得られるのですが、不眠の患者さんの中には深部体温が上がりにくく、下がりにくい人がおおぜいいます。深部体温の変動が少ないと、高低差がつけられず、深い睡眠が得られなくなってしまうのです。

質のいい睡眠を取るためには、自律神経と深部体温のリズムを整えることが欠かせません。熟眠障害の人は、これらのリズムが乱れているせいで、なかなか深睡眠が得られなかったり、得られても短時間で終わったりしていると考えられます。

自律神経と深部体温を整えるには「ぐっすりストレッチ」がよく効き、睡眠の質がぐんぐん上がる

深睡眠を取るためのカギとなるのが、自律神経（意志とは無関係に内臓や血管の働きを支配する神経）と深部体温（体の内部の温度）です。いい睡眠を取るためには、寝る前に自律神経と深部体温のリズムを整えることが重要になります。

自律神経の場合は、ストレスによって興奮した交感神経（心身の働きを活発にする自律神経）の働きを鎮めて、副交感神経（心身の働きをリラックスさせる自律神経）を優位にすることが必要です。一方、深部体温では、高いときと低いときの高低差が大きいほど深い眠りを得られるので、就寝前にしっかりと上げてから下げる必要があります。

とはいえ、副交感神経は優位にしようと思ってできるわけではなく、また深部体温も自在に上げたり下げたりできるものではありません。

そこで、よくすすめられている方法が40度C以下のぬるめのお湯にゆったりつかる

1週間の「ぐっすりストレッチ」で深睡眠が増加

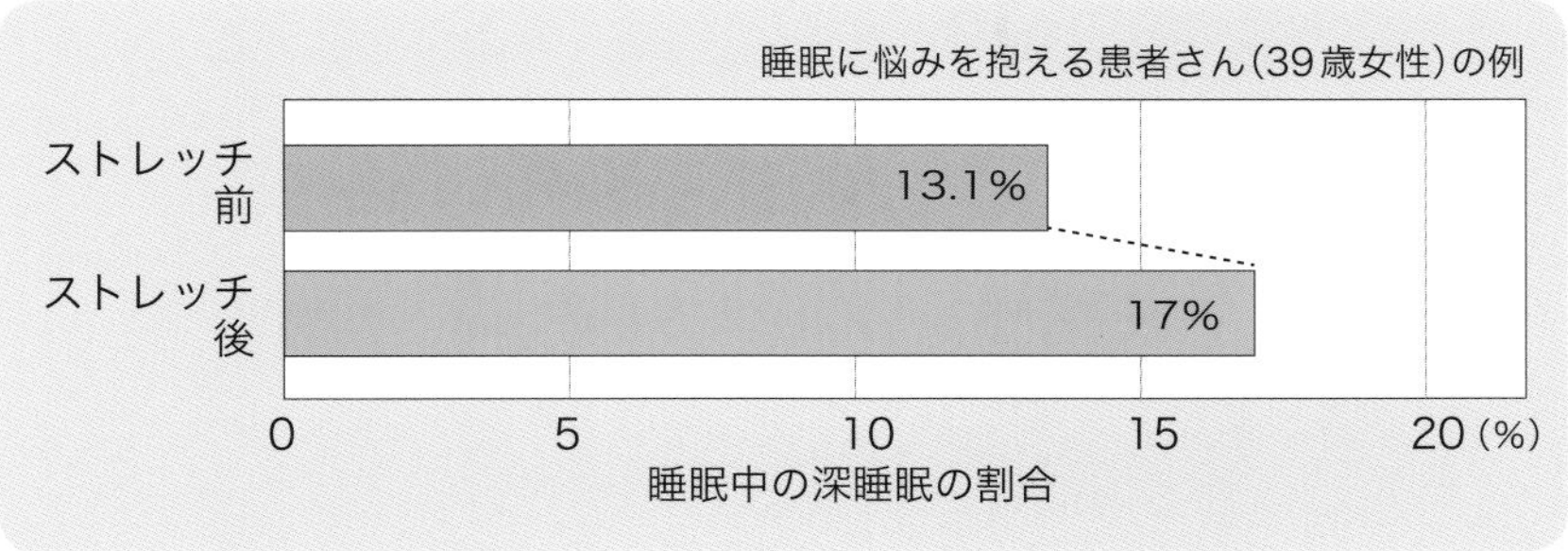

ことです（くわしくは101ページを参照）。しかし、毎日しっかり入浴するのはなかなか難しい人もいるでしょう。**そこで、より簡単で効率的に自律神経や深部体温のリズムを整えて、睡眠の質を向上させる方法として私が考案したのが「ぐっすりストレッチ」です。**

ぐっすりストレッチを寝る前に行うと、良質な睡眠を取るのに役立ちます。ただし、継続することが大切です。習慣化すると、「パブロフの犬」のように「ストレッチのあとによく眠る」という条件反射の回路ができあがり、ぐっすりストレッチをしたあとに自然と深い眠りが得られるようになります。

実際に、睡眠に悩みを抱える患者さんにぐっすりストレッチを1週間試してもらったところ、深睡眠の割合が増加したことが確認できています。とても簡単で効果が期待できるので、ぐっすり眠れずに悩んでいる人はぜひ試してみてください。

ぐっすりストレッチはたった三つの動作を行うだけ！
第1はシャワー中にできる「首もみストレッチ」

ぐっすりストレッチは、「首もみストレッチ」「腕回しストレッチ」「足首曲げ深呼吸」の三つの動作で構成されています。

どれも簡単な運動で体力も必要なく、体が硬い人でも無理なく取り組めます。寝る前の儀式として習慣化するのがおすすめです。

ぐっすりストレッチの第1の動作は、首の後ろにシャワーを当てながらマッサージをする**「首もみストレッチ」**です（やり方は84ジペーを参照）。

首の後ろには脳に血液を供給している椎骨《ついこつ》動脈をはじめ、大小の血管が多く集まっています。**血管が集まるところに少し熱めのシャワーを集中的に当てると、入浴したときと同じように血管が拡張し、血行が促進されます。血行がよくなると、深部体温（体の内部の温度）が上昇し、その後に急低下することで、深く眠れるようになるのです。**

首もみストレッチで首のコリを解消

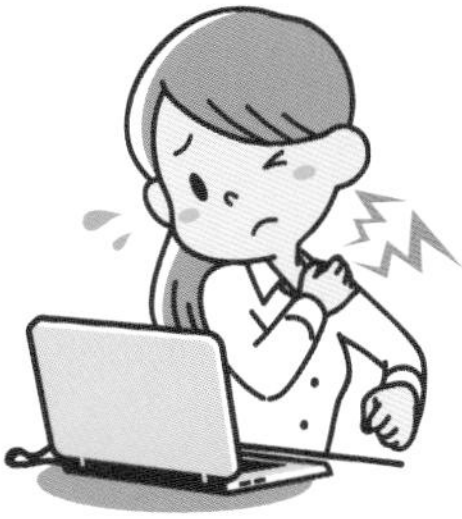

首の筋肉が緊張して硬くなると痛みやコリが生じ、血流が悪くなる。
首もみストレッチで、コリをほぐし、血流をよくすると深部体温も上がりやすくなる。

また、首もみストレッチでは、シャワーを首の後ろに当てたまま、マッサージも行います。首の後ろにある脊椎《せきつい》（背骨）の一番上の頚椎《けいつい》とその周辺の筋肉は、体重の約10％もの重さのある頭を支えています。そのうえ、パソコンを使用したり、スマートフォンに夢中になったりして頭を垂らしてうつむいた姿勢を続けていると、頚椎や筋肉にかかる頭の重みの負荷は正面を向いている場合の何倍にもなります。すると、首の筋肉はますます緊張して硬くなり、首の痛みやコリが生じてしまうのです。筋肉が硬くなると、筋肉の中を通る血管が圧迫され、血液の流れが悪くなります。

首もみストレッチでは、首のコリをマッサージでほぐします。そうすれば血流がよくなり、深部体温がよりいっそう上がりやすくなるのです。

ただし、マッサージをするときは力を入れすぎないようにしてください。首の筋肉は細くデリケートにできているので、強くマッサージすると、筋肉が傷ついてしまい、炎症を起こしかねません。

首もみストレッチのやり方

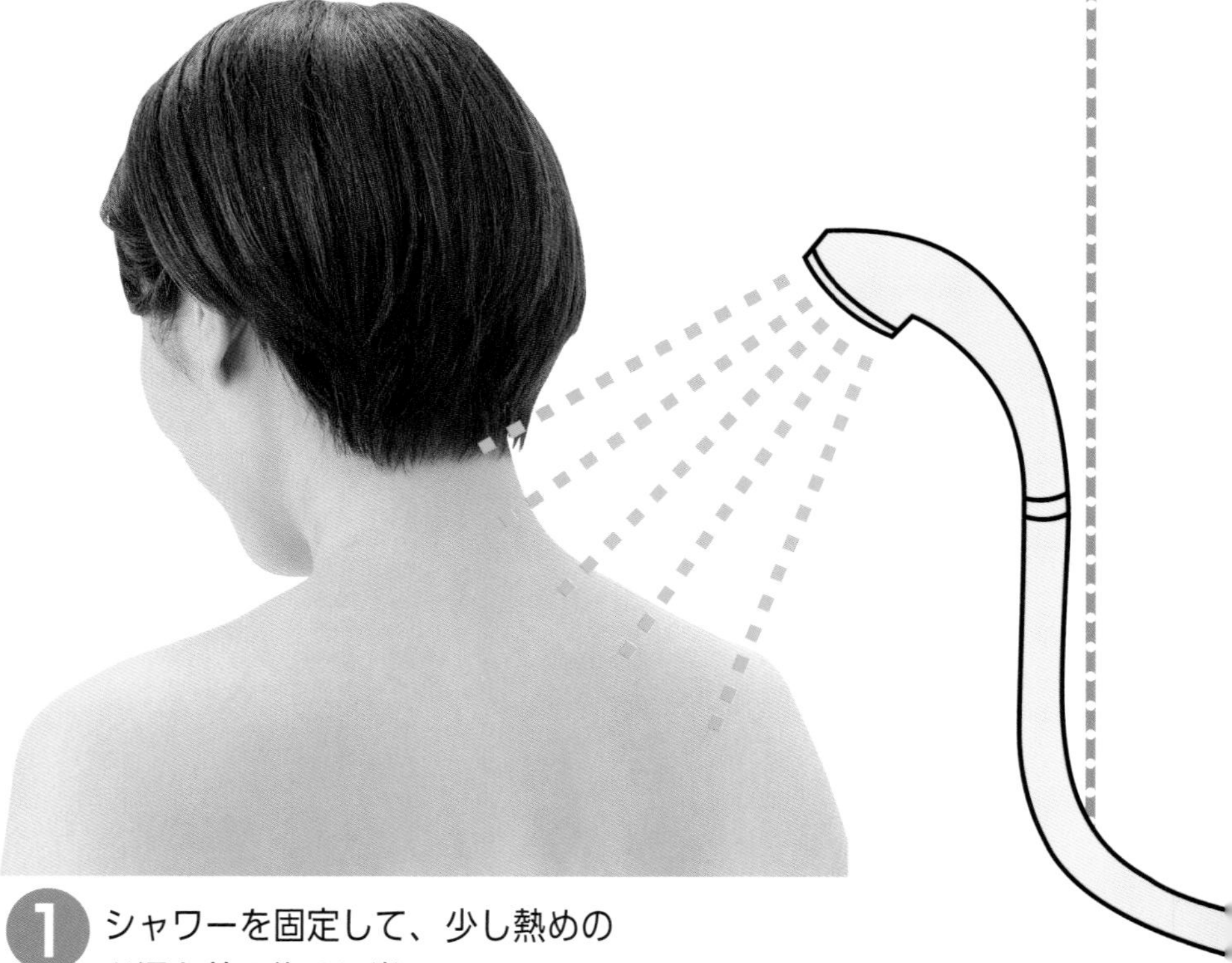

❶ シャワーを固定して、少し熱めのお湯を首の後ろに当てる。

❷ 親指以外の指を組み、首もみの準備をする。

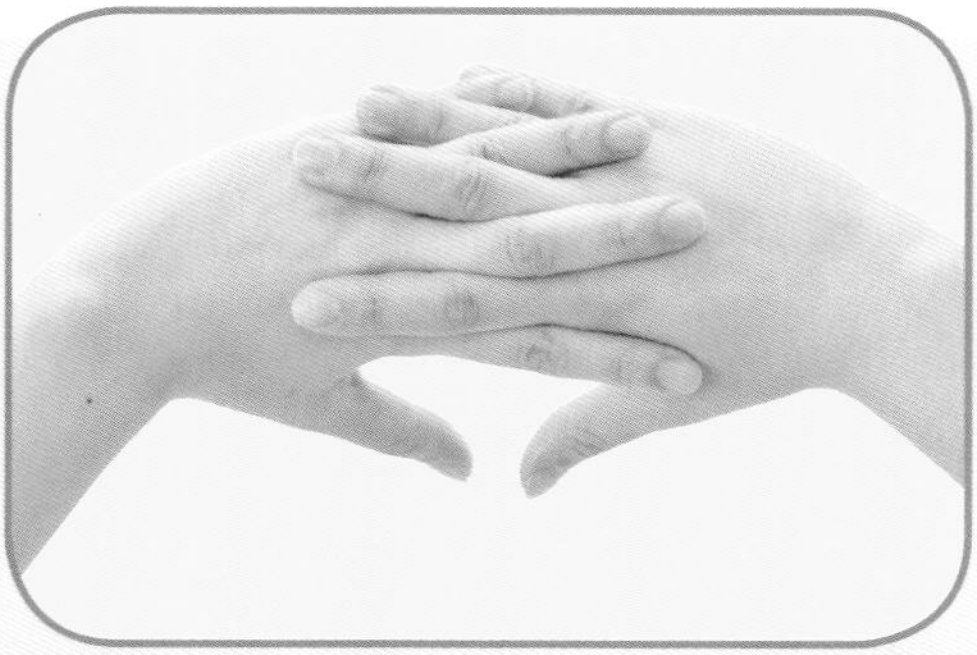

ポイント

- 首を強く押さえたり、激しく動かしたりせず、優しく行う。
- のぼせや立ちくらみがあった場合は、すぐに中止する。

効果

首の後ろは血管が集中しているため、温めると血行がよくなって深部体温が上昇し、その後に急低下することで深く眠れるようになる。マッサージで首のコリをほぐすと、さらに血流がよくなり、深部体温が上がりやすくなる。

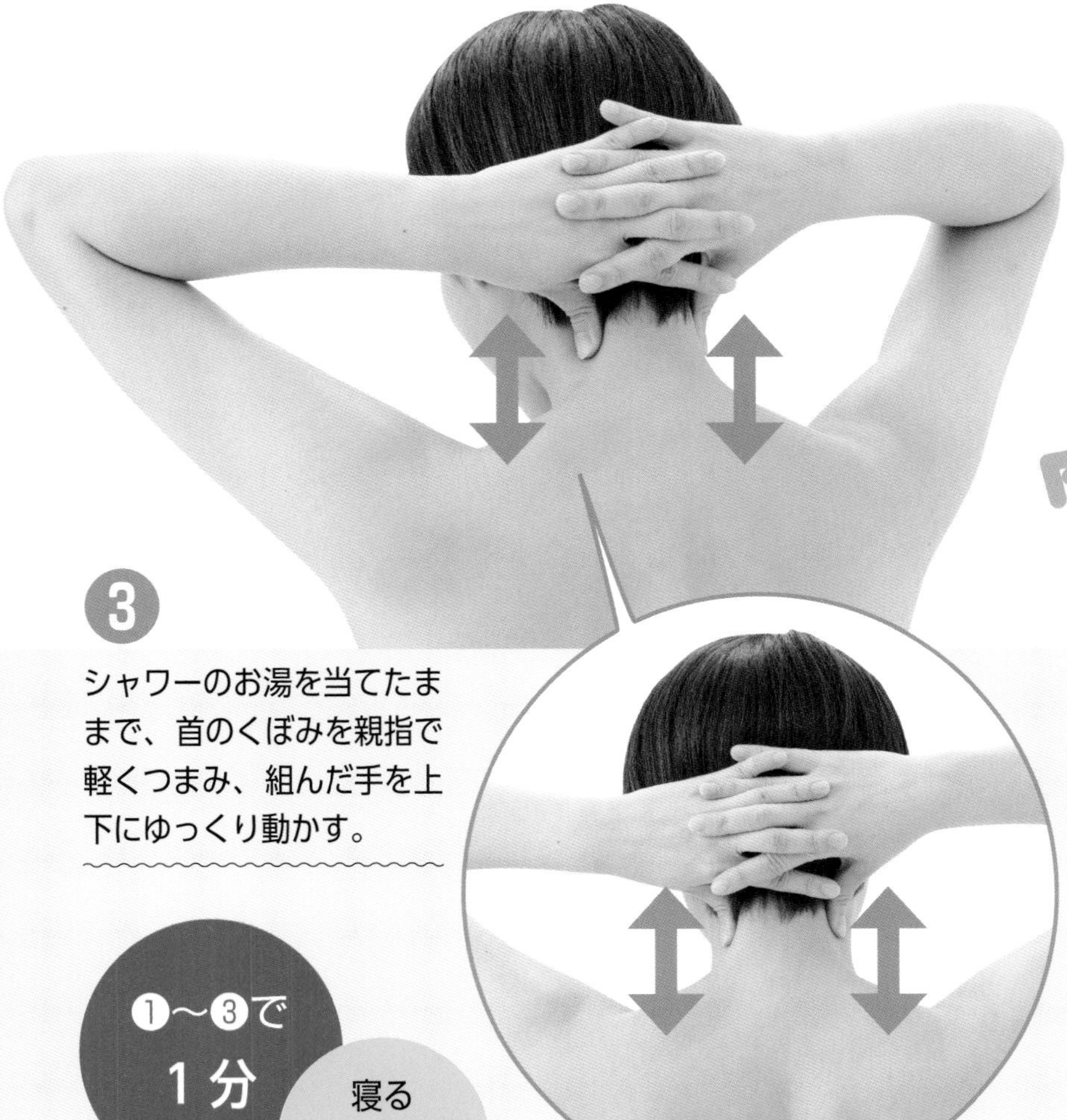

3

シャワーのお湯を当てたままで、首のくぼみを親指で軽くつまみ、組んだ手を上下にゆっくり動かす。

❶～❸で
1分

寝る
1～2時間
前に行う

第2は布団に入る直前に行う「腕回しストレッチ」で体の眠り支度が整い、寝つきもよくなる

「首もみストレッチ」が終わったら、次に行うぐっすりストレッチの第2は**「腕回しストレッチ」**です。これは寝床に就く前に行います。**腕回しストレッチの目的は、肩《けん》甲骨《こうこつ》のまわりを刺激することです。**

肩甲骨の周辺には、熱を作り出す脂肪細胞である「褐色脂肪細胞《かっしょく》」が多く存在しています。私たちの体には正反対の働きをする2種類の脂肪細胞があります。そのうちの一つが、「白色脂肪細胞」です。白色脂肪細胞には、脂肪分を貯蔵して、エネルギーを蓄える働きがあります。

一方、もう一つの脂肪細胞である褐色脂肪細胞には、脂肪分を分解して熱を産生する働きがあります。褐色脂肪細胞が最も多いのは新生児です。約37度Cのお母さんのおなかから、それよりも気温の低い環境に出てきても大丈夫なように、褐色脂肪細胞が熱を産生して体を守っているのです。かつて褐色脂肪細胞は、乳児期のみに存在

褐色脂肪細胞は肩甲骨まわりに多い

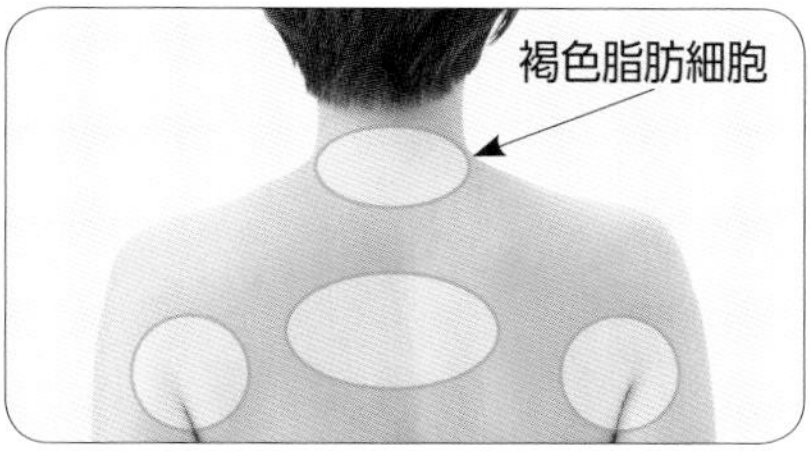

深部体温を上げる褐色脂肪細胞は肩甲骨の周辺や首・わき、脊椎に多く存在する。

し、成長するにつれて消失すると考えられていました。しかし、近年、大人であっても肩甲骨周辺や脊椎《せきつい》に存在していることが明らかになっています。

腕回しストレッチで肩甲骨を刺激すると、褐色脂肪細胞が活性化する可能性があります。その結果、熱産生が高まり、深部体温（体の内部の温度）が上昇して、深い眠りを得るのに役立つと考えられます。なお、褐色脂肪細胞が活性化するメカニズムは研究段階にあります。

左右の肩甲骨を引きつけるように腕をゆっくり回すと、肩甲骨の周辺の筋肉をほぐすこともできます。すると、血行がよくなるので、深部体温がさらに上がりやすくなります。また、筋肉がほぐれることでリラックスでき、副交感神経（心身の働きをリラックスさせる自律神経）の働きが活発になるため、寝つきもよくなります。

現代社会はストレスが多く、知らず知らずのうちに肩に力が入り、緊張していることが多いものです。腕回しストレッチは一日中、緊張しっぱなしだった肩の疲れを解消することにも役立ちます。

ぐっすりストレッチ ②

腕回しストレッチ のやり方

1 腕を曲げ、わきを開き、ひじを上げる。

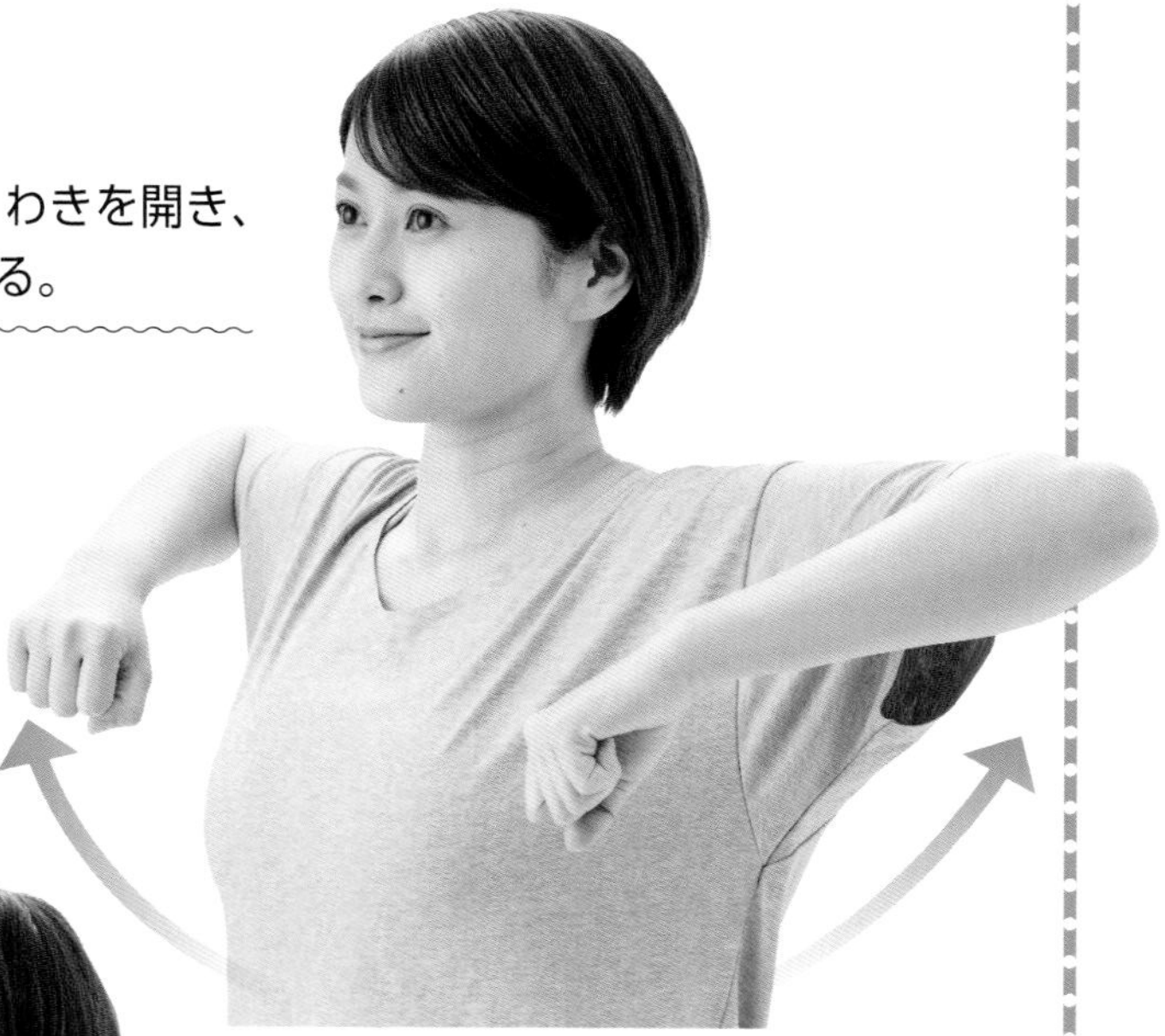

2 腕を後ろに向かって大きくゆっくり回す。肩甲骨を寄せるようなイメージで。

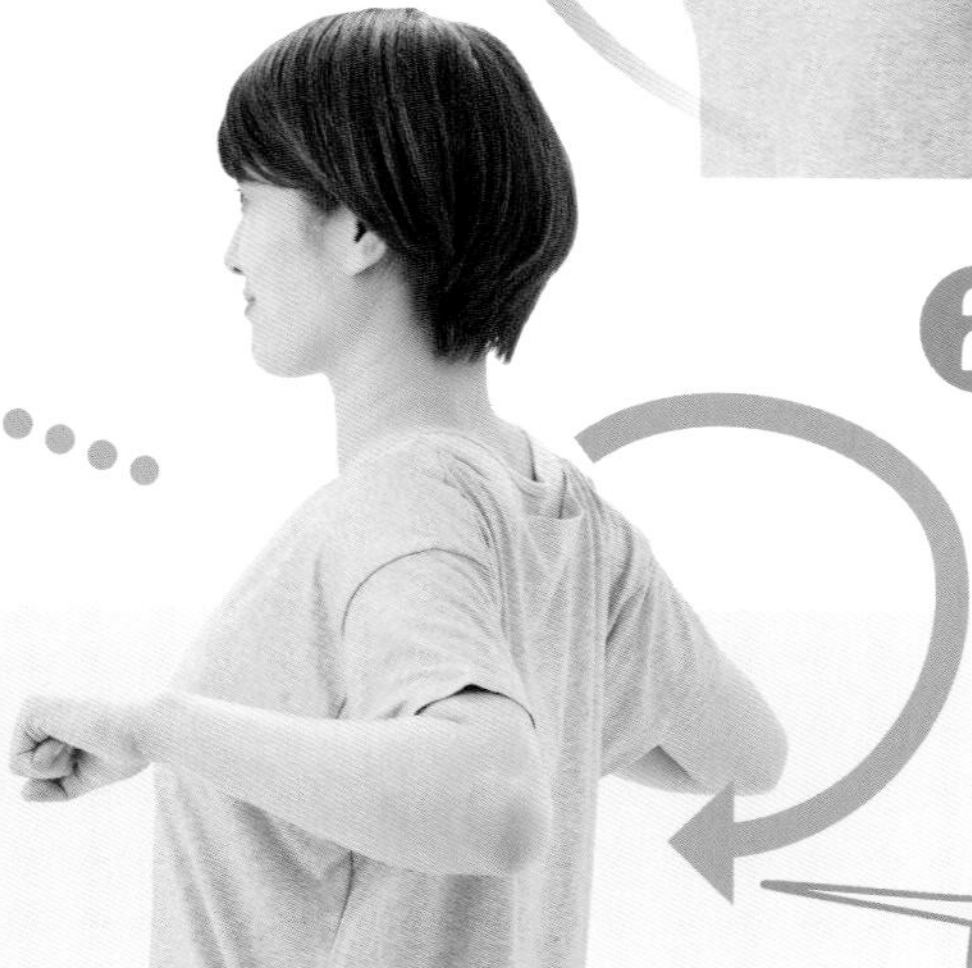

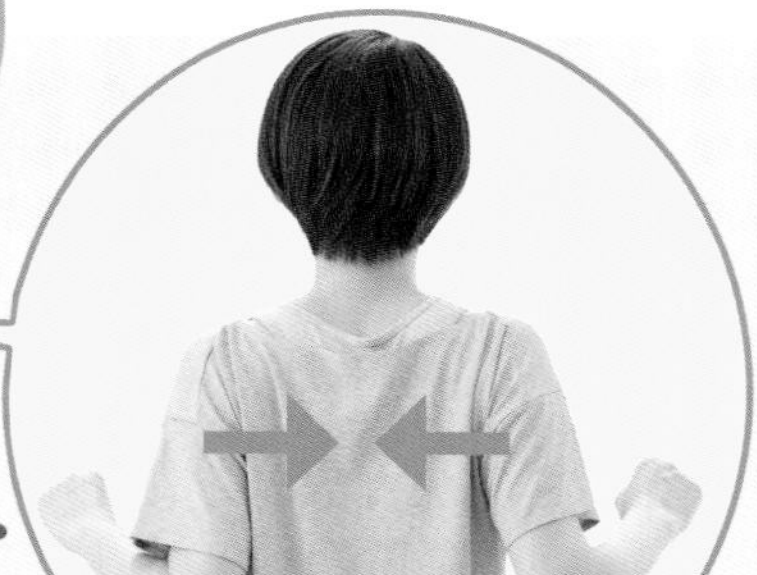

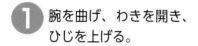

ポイント

- 寝る準備を整えて布団に入る直前に、部屋の電気を消して行う。
- ひじが上がらない人は、肩甲骨を意識しながら無理なくできる範囲でいい。

効果

肩甲骨の周辺にあり、熱を作り出す褐色脂肪細胞の活性化を促し、深部体温が上昇し深い眠りに就きやすくなる。また、肩甲骨周辺の筋肉がほぐれることで副交感神経が優位になり、入眠しやすくなる。

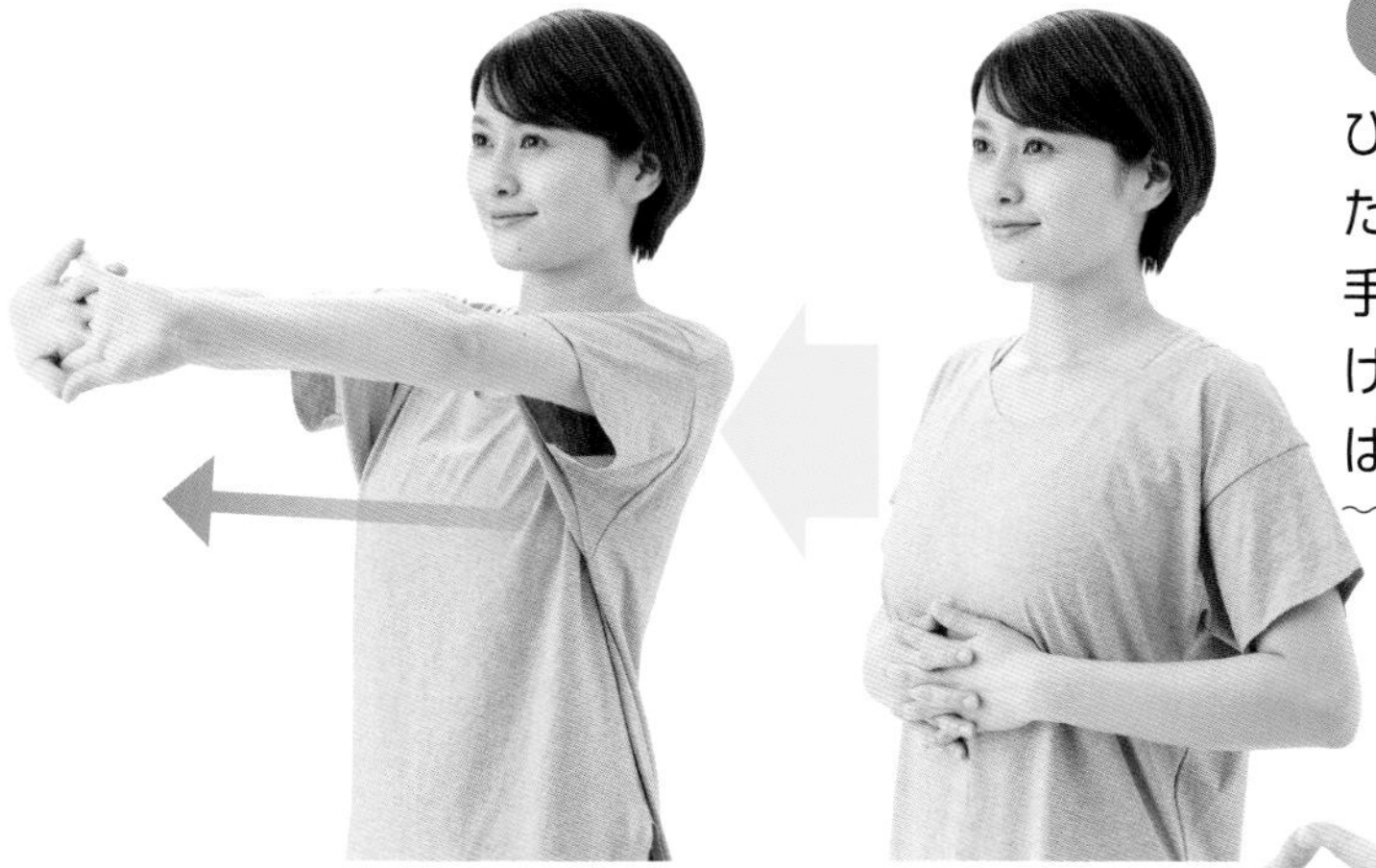

3

ひじが体の前にきたら、両手を組み、手のひらを前に向けて前方に腕を伸ばす。

4

そのまま両腕を頭の上に持ち上げ、グッと伸ばす。2 秒間キープし、腕を下ろす。

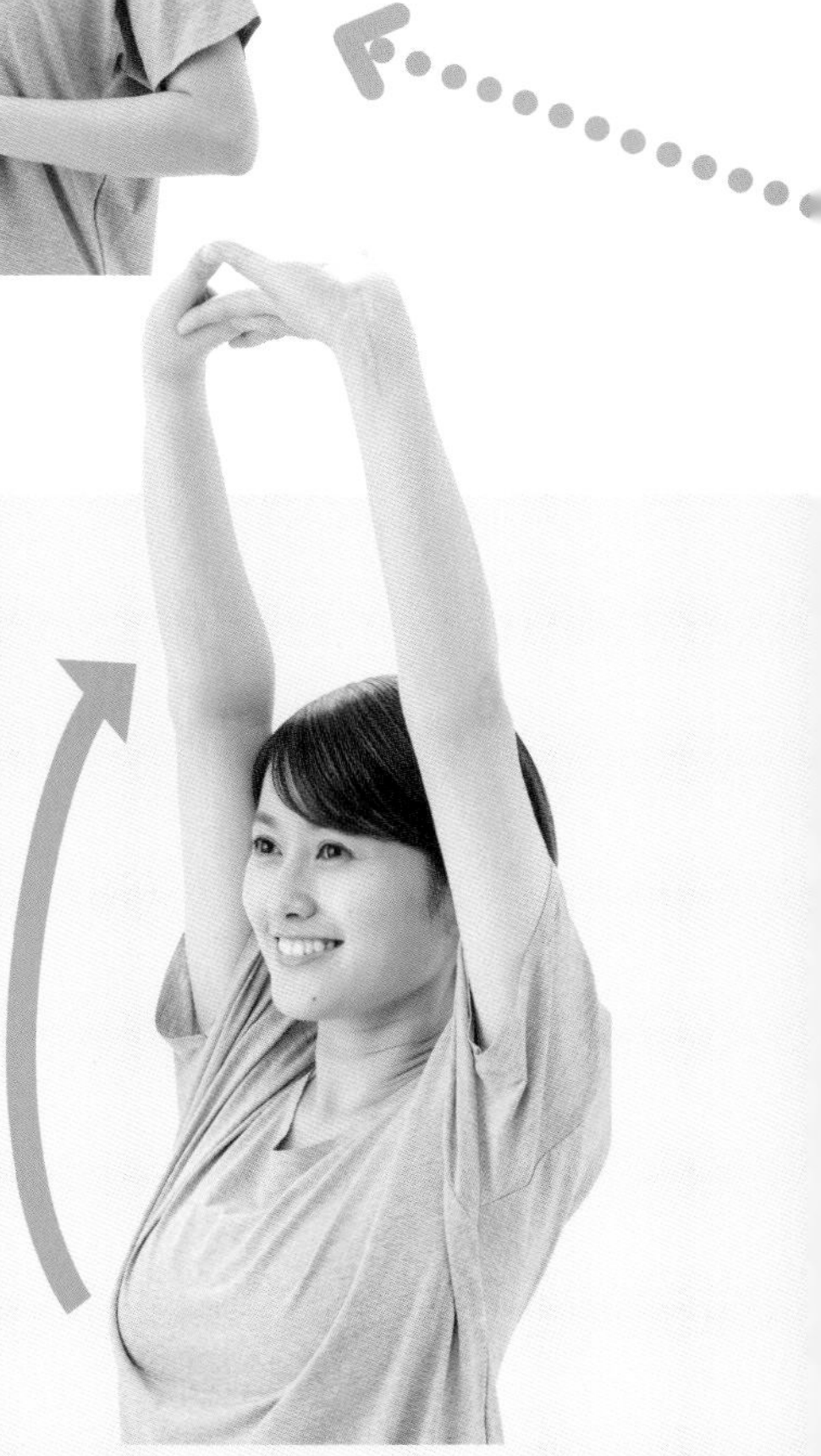

❶～❹を
5～6回
くり返して
1分

布団に
入る直前に
行う

第3は布団の中で行う「足首曲げ深呼吸」で、体を休める副交感神経が優位になり、眠りが深まる

首もみストレッチと腕回しストレッチで深部体温（体の内部の温度）を上げたら、今度はしっかりと下げる必要があります。深部体温の高低差が大きいほど、深い眠りを得ることができるからです。

ぐっすりストレッチの第3である「足首曲げ深呼吸」には、深部体温を下げるのを助ける効果があります。

赤ちゃんは眠くなると、手足が温かくなるという話を聞いたことがある人も多いでしょう。これは手足の血管を広げ、皮膚から熱を発散させることで深部体温を下げているからです。

赤ちゃんほど顕著ではありませんが、大人の体も夜には手足から熱を放散して深部体温を下げるしくみになっています。**足首曲げ深呼吸では、足首を曲げたり伸ばしたりします。こうすることで足の血行がよくなり、熱の放散が促進されるので、深部体**

温が下がりやすくなります。

また、足首曲げ深呼吸は、単に足首の曲げ伸ばしをするだけでなく、呼吸に合わせて行うのも大きな特徴です。深くゆっくりとした呼吸には、副交感神経（心身の働きをリラックスさせる自律神経）の働きを高める効果があります。心身がリラックスすることで、より深い眠りに就きやすくなるのです。

さらに、足首曲げ深呼吸では、呼吸に合わせて足首に力を入れて手前に曲げたあとゆるめるのですが、この一気にゆるめる動作もポイントです。**足首に力を入れると筋肉は緊張します。それを一気に弛緩《しかん》させることでふくらはぎの筋肉が刺激され、下肢《かし》の血流がよくなります。その結果、足からの熱放散がより盛んになり、深部体温がますます下がりやすくなるのです。**

このように眠りのメカニズムをうまく利用したのが、ぐっすりストレッチです。患者さんの中には、ぐっすりストレッチを行って、深睡眠がしっかり出現するようになり、朝までぐっすり眠れるようになった人がおおぜいいます。もちろん、1～2日やっただけでは効果は得られないので、まずは1～2週間眠る前の習慣として続けてみてください。

ぐっすりストレッチ ③

足首曲げ深呼吸のやり方

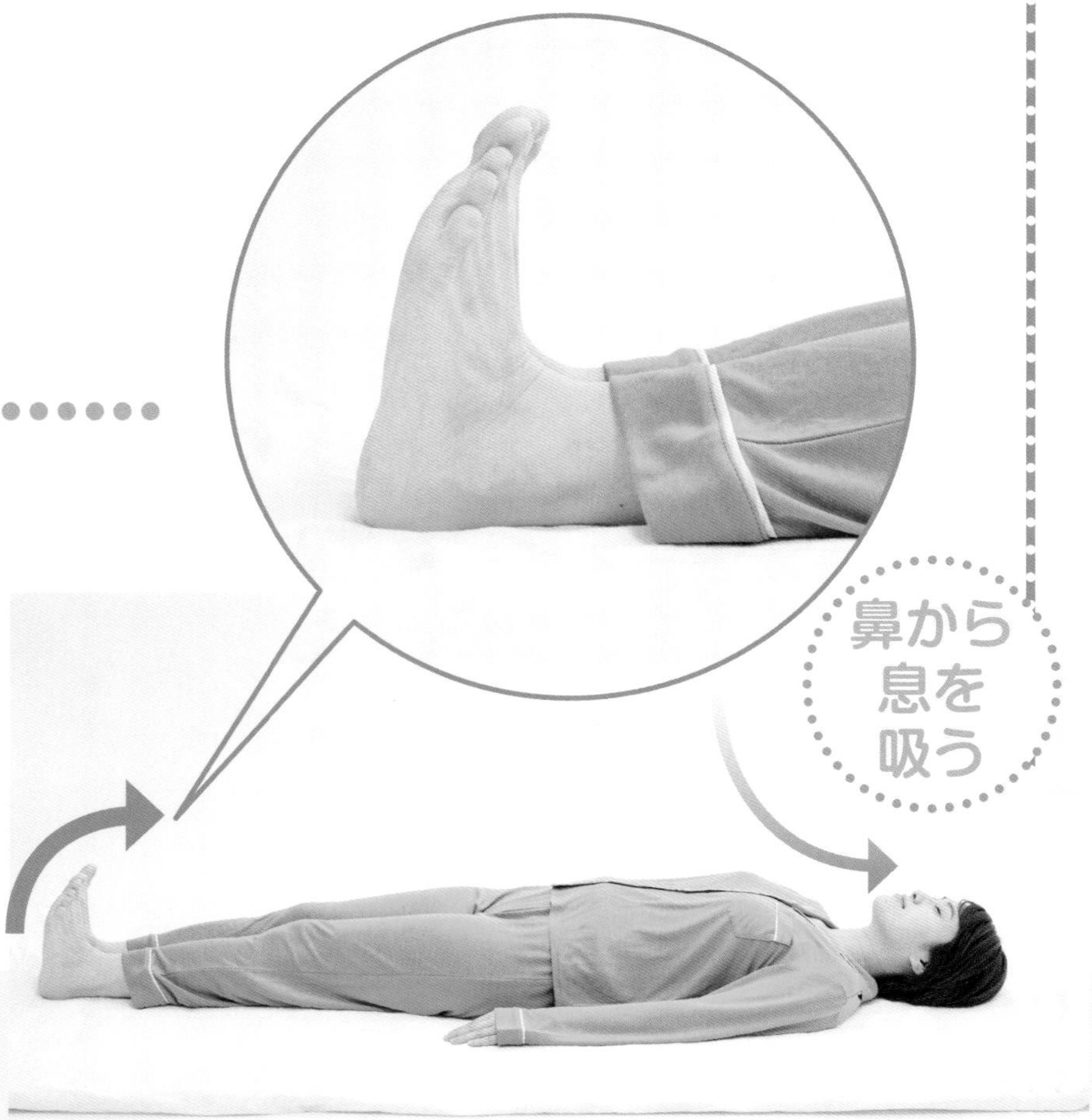

1 鼻からゆっくりと３秒間かけて息を吸いながら、足首を手前にグッと曲げる。

ポイント

●寝る準備を整えて布団に入り、部屋の電気を消して行う。
●足首に痛みがあるときは無理せず、深呼吸のみ行う。

効果

足首の曲げ伸ばしで、血行がよくなり、足からの熱の放散が活発化して深部体温が下がりやすくなる。また、深くゆっくりとした呼吸をすることで副交感神経が優位になり、より深い眠りに就きやすくなる。

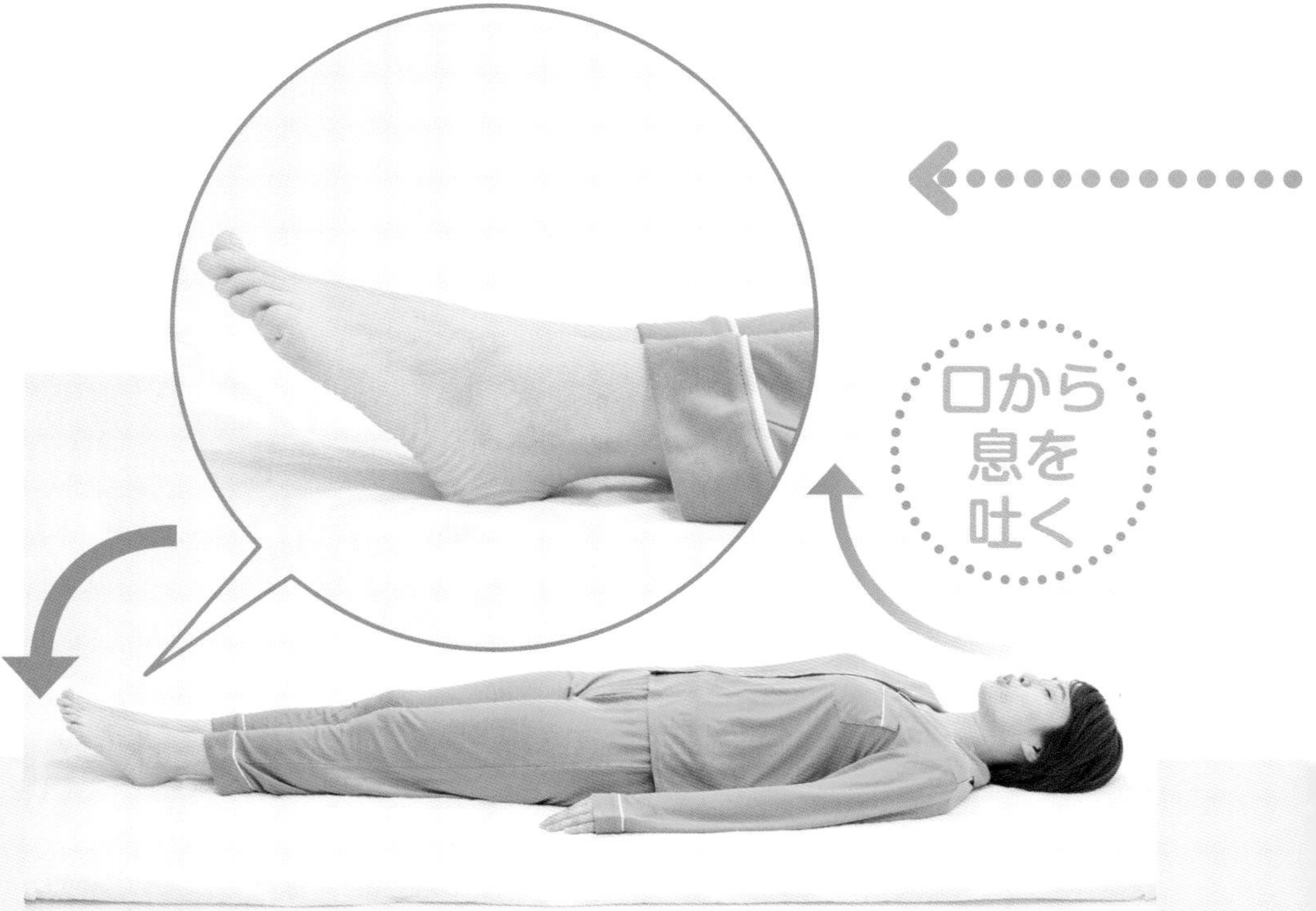

❷ 口をすぼめて3～5秒間かけてゆっくりと息を吐き切ると同時に、足の力を抜き、足首をもとの位置まで戻す。

❶～❷を5～6回くり返して1分

布団に入ってから行う

症例報告①

日中の眠けと寝つきの悪さがぐっすりストレッチで解消し、高めの血圧も下がって減薬できた

東京都に住む吉田直正《よしだなおまさ》さん（57歳・仮名）が、病院を受診したのは、不眠によって命の危険を感じるまでに至ったからでした。吉田さんはいわゆる営業マンで、車で得意先回りをしています。

若いころはベッドに入るとすぐに寝つけたのですが、2年ほど前からベッドに入ってもなかなか眠れなくなりました。入眠まで1時間以上かかり、夜中に3～4回は目が覚めることがしょっちゅうで熟睡できず、朝もスッキリ起きられなくなってしまったのです。

ある日のこと、頭がぼんやりしたまま運転していたところ、危うく事故を起こしそうになったそうです。「これはすぐに不眠を治療しなければ」と痛感し、インターネットで検索し、私が院長を務めるクリニックを見つけて受診されたとのことでした。

問診の結果、吉田さんは就寝中のいびきがひどいことと、内科で高血圧治療を受け

ていることがわかりました。血圧にかんしては、複数の降圧薬を服用しているのにもかかわらず、初診時の最大血圧が142ミリ（正常は130ミリ未満）もありました。

私は、吉田さんの血圧が下がらないのは、睡眠に問題があるからではないかと考えました。不眠と高血圧は密接に関係していて、高血圧は不眠のリスクを高め、反対に不眠は高血圧の原因になるからです。吉田さんの場合、睡眠中のいびきも熟睡を妨げて日中の眠けを招く原因となっているようでした。

そこで私は、いびきの改善のためにあおむけではなく、横向きに寝ることをすすめるとともに、不眠を改善するために「ぐっすりストレッチ」を指導しました。**効果は1ヵ月後に現れ、ベッドに入るとすぐに寝つけて、翌朝まで目覚めずに眠れたとのことでした。奥さんからはいびきが聞こえなくなったといわれたそうです。深く睡眠を取れるようになったことで、仕事中に眠くなったり、頭がぼんやりすることもなくなりました。**

3ヵ月後には最大血圧が132ミリにまで低下。降圧薬も服用は続けていますが、薬の量は半分に減らすことができました。吉田さんは現在もぐっすりストレッチを毎日の習慣にして、朝まで熟睡する生活を送っているとのことです。

症例報告②

ぐっすりストレッチを始めたら朝まで熟睡できて、不眠に伴う耳鳴りも解消し睡眠薬も手放せた

神奈川県に住む浦部《うらべ》俊子《としこ》さん（73歳・仮名）は、入眠しても2〜3時間後には目が覚め、夜中もんもんとして明け方近くにやっと眠りに就く状態でした。熟睡できないため朝からひどい耳鳴りがして体がだるく、うつ状態でふさぎ込みがちでした。心配した家族が浦部さんを連れて病院を受診したところ、不眠症の可能性があると診断されました。そこで睡眠外来を設けている当クリニックに来院されたのです。

私は睡眠薬を処方するとともに、ぐっすりストレッチを指導し、毎日実践するように助言しました。**その日からぐっすりストレッチを始めたところ、3日めには就床から10分足らずで眠れるようになったそうです。夜中に目覚めることもなく、朝まで熟睡でき、1ヵ月後には耳鳴りも消えたとうれしそうでした。**治療開始から1年、浦部さんは睡眠薬を手放せましたが、その後もぐっすりストレッチを続けて、不眠を予防しています。

第6章

【セルフケア】
熟睡するためには生活習慣の見直しも重要で
エビデンスに基づく目からウロコの
「ぐっすり習慣」続々発見

日本睡眠学会
前理事長
伊藤 洋

慶應義塾大学
特任准教授
白濱龍太郎

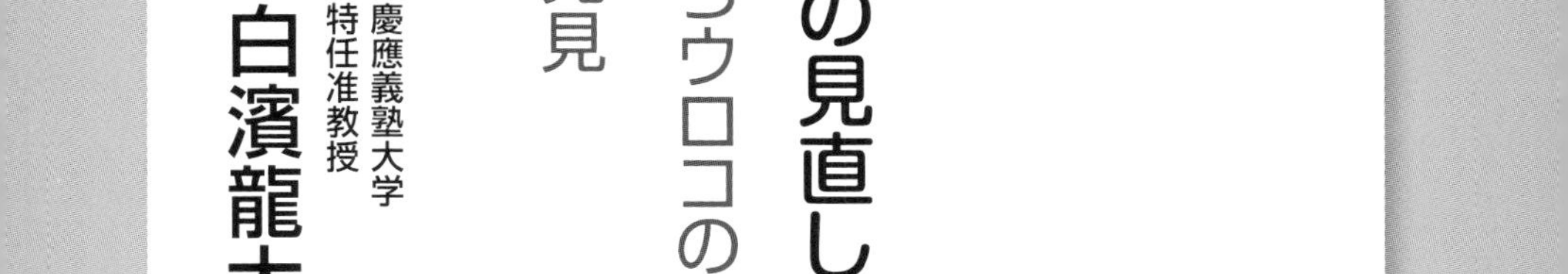

不眠の改善には自分の睡眠習慣や生活リズムを把握することが大切で、「睡眠日誌」が役立つ

みなさんは「昨日、何時に眠って何時に起きましたか」と聞かれて、正しく答えられますか。睡眠の記憶は案外うろ覚えではっきりしないものです。**自分では全く眠れていないと思っていても、実はしっかり眠れているというケースも少なくありません。**

自分の睡眠の状態を「見える化」して客観的に知ることができれば、ぐっすり眠るために改善すべき点がわかりやすくなります。そのために医療機関で使用されているのが**「睡眠日誌」**です。

睡眠日誌に記入すべき必須項目は、起床と就寝の時刻です。しかし、寝床に入ったからといってすぐに眠れるわけではなく、また朝目覚めてすぐ起床するわけでもないでしょう。そこで、**寝床に就いた時刻と実際に入眠した時刻、目が覚めた時刻と実際に起床した時刻は分けて記録してください。**起床時刻と就寝時刻のほか、昼寝をした

睡眠日誌の記入例

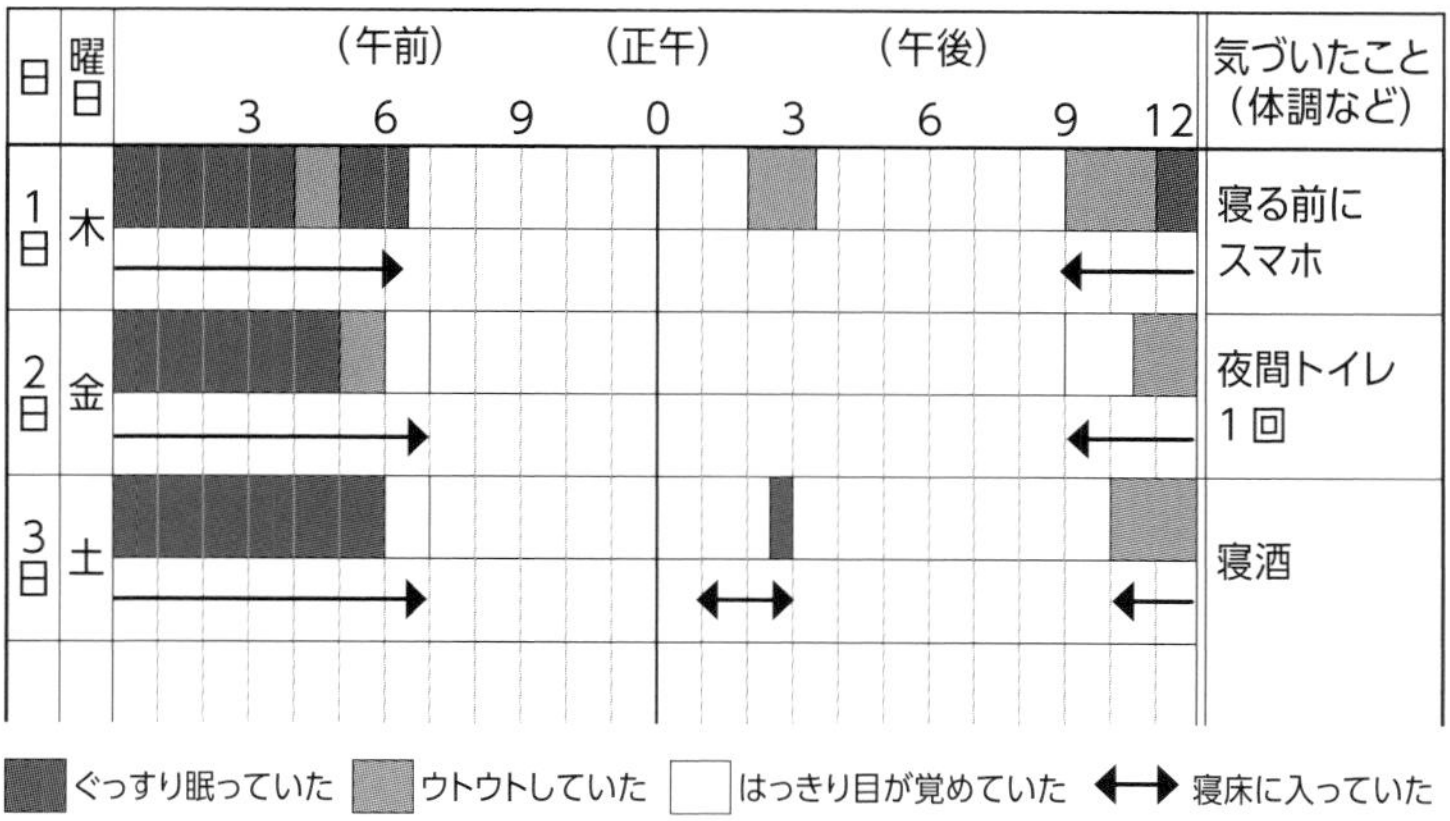

時刻も重要です。そのほか、夜間のトイレの回数や、食事をした時間、カフェインやアルコールの摂取の有無、起床時の気分、電子機器の使用の有無なども記入するといいでしょう。

上の記入例を見てみると、寝る前にスマートフォンを見ていたり、寝酒をしていたりすることが気になります。スマートフォンから出るブルーライトという強い光は睡眠ホルモンであるメラトニンの分泌《ぶんぴつ》を妨げ、寝つきを悪くすることが知られているからです。また、寝酒は眠りを浅くして中途覚醒《かくせい》を引き起こすことがあります。

このように睡眠日誌をつけることで、何が睡眠に悪影響を与えているかが明白になり、改善に取り組みやすくなります。１００ジ《ペー》には、睡眠日誌のフォーマットを掲載しました。コピーするなどして活用してください。

（伊藤　洋）

睡眠日誌

※記入例は 99ページ

日	曜日	（午前） 3 6 9 （正午） 0 （午後） 3 6 9 12	気づいたこと（体調など）
1日			
2日			
3日			
4日			
5日			
6日			
7日			
8日			
9日			
10日			
11日			
12日			
13日			
14日			

寝る前には湯船につかるのがよく、就寝1時間半前に40度C以下のお湯に入る「ぬるま湯入浴」がベスト

睡眠と深くかかわっているのが**深部体温**です。深部体温とは、内臓や脳など体の内部の温度のことをいいます。深部体温は体内時計の影響を受け、1日の中で上がったり下がったりします。

深部体温は起床する少し前から徐々に上がりはじめて、夕方ごろにピークを迎えます。その後、夜に向かって低下していきます。**深部体温が下がるにつれて覚醒《かくせい》度も下がり、眠くなってきます。**ところが、不眠の患者さんの中には、深部体温が下がりにくいせいでスムーズに入眠できていない人が少なくありません。

快眠のためには、深部体温をしっかり下げることが大切です。そして、深部体温を下げるためには、寝る前に深部体温を上げておく必要があります。寝る前に深部体温を上げておけば、上昇した反動で急降下し、スムーズな入眠が可能になるのです。

深部体温を上げる簡単な方法が、就寝前の**「ぬるま湯入浴」**です。**40度C以下のぬ**

睡眠と深くかかわっている深部体温

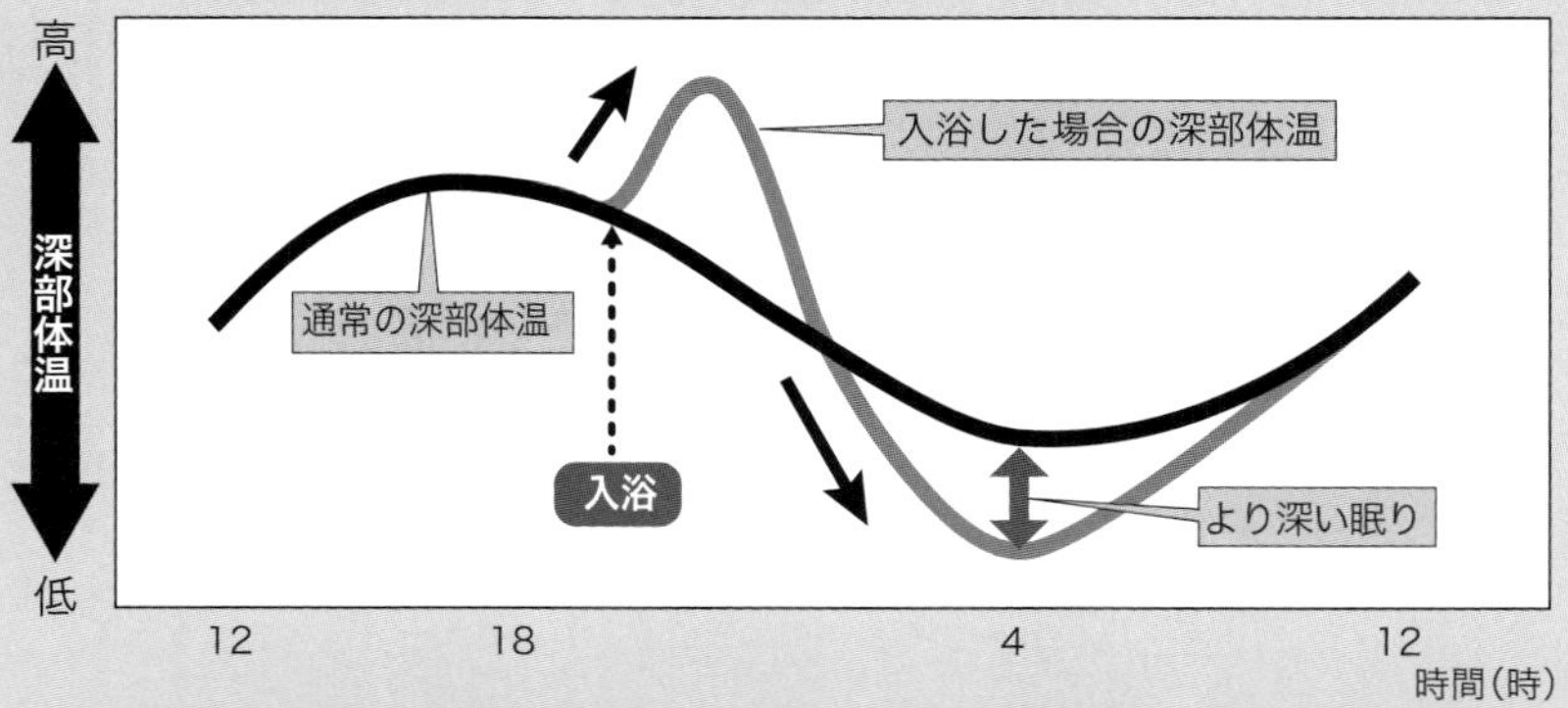

入浴後、深部体温は一時的に上がり、その後上昇した反動で急に下降する。このとき、深部体温の落差が大きいほどぐっすり眠れる。

るめのお湯に肩までつかることで、全身の血管が広がって血流がよくなり、深部体温が上昇します。また、入浴によって副交感神経（心身の働きをリラックスさせる自律神経）が優位になって心身の緊張がゆるむことも、寝つきをよくするのに役立ちます。

ただし、42度Cを超えるような熱い風呂での入浴は、交感神経（心身の働きを活発にする自律神経）の働きを高め、逆に寝つきを悪くするので注意しましょう。

入浴をするタイミングも重要です。入浴後すぐは、深部体温の高止まり状態が続き、深部体温が下がるまで眠けが現れません。深部体温を下げて快眠するためには、**就寝の1時間半～2時間前にぬるめのお湯につかるといいでしょう。**

（白濱龍太郎）

不眠対策には食事も重要で、朝食は必ずとり、夕食は寝る3時間前までにすませるのが理想

睡眠に密接に関係する深部体温（体の内部の温度）や睡眠ホルモンの分泌《ぶんぴつ》は、私たちの体にある体内時計により変化します。ただし、体内時計の周期は24時間よりも少し長く設定されています。そのため、1日24時間で生活している私たちの生活リズムに合わせるために、毎日時刻のズレを調整することが必要になります。

体内時計のズレを調整するスイッチの一つが、朝の食事による刺激です。

体内時計には「主時計」と「末梢《まっしょう》時計」の2種類があります。主時計は脳の視交叉《しこうさ》上核《じょうかく》にあり、朝の光を浴びることでリセットされます。一方、末梢時計は胃や腸、肝臓、腎《じん》臓など全身にある各臓器に存在していて、朝食を食べることによってリセットされるのです。

例えば、**毎日規則正しく決まった時刻に朝食をとっていると、いつも朝食をとる時刻の1時間ほど前から胃や肝臓などの消化器系の臓器の働きが活発になり、朝の目覚**

めを促進します。習慣化すれば、覚醒《かくせい》と睡眠のリズムにメリハリがついて、質のいい睡眠につながるのです。

また、もしも朝食を抜いて昼食がその日最初の食事になると、体はそこで朝がきたと勘違いし、その時刻に合わせて体内時計をリセットしようとするため、体内時計が大きくずれてしまいます。すると、夜になっても眠けが起こらず、寝つきが悪くなってしまうので要注意です。**朝食は毎朝決まった時刻にきちんととりましょう。**

朝食だけでなく、夕食をとる時刻にも気をつけてください。

食後すぐは、食べた物を消化しているため、胃腸が活発に働いています。その状態で寝ても、体はリラックスできないため、寝つきが悪くなったり、眠りが浅くなったりします。胃に送り込まれた食べ物が消化されるまでには、3時間ほどかかります。

したがって、**夕食は遅くとも寝る3時間前までにすませるのが理想です。**

ただし、空腹も睡眠を妨げ、不眠を招く原因になります。**どうしても夕食の時刻が遅くなってしまう場合は、スープなど消化のいい軽食をとるようにしてください。**また、**脂っこい食事や香辛料の入った料理、カフェイン入りの飲食物は寝つきを悪くするのでさけるようにしましょう。**

（伊藤　洋）

カフェインを含む飲み物は覚醒作用と利尿作用で不眠を悪化させるため、夕方以降は控えよ

コーヒーや紅茶、緑茶などに含まれるカフェインにはアデノシンという脳内物質の働きを阻害する作用があります。

アデノシンは、細胞のエネルギー源であるアデノシン三リン酸（ＡＴＰ）の分解によって作られます。日中、脳細胞が活発に働くと、アデノシン三リン酸が燃えて多くのアデノシンが産生され、脳に蓄積されていきます。アデノシンはその受容体と結合することで脳の睡眠中枢《ちゅうすう》を活性化し、ノンレム睡眠（深い眠り）を誘発すると考えられています。

カフェインはアデノシンと構造が似ており、そのうえ、アデノシンよりも早く受容体と結合してしまいます。その結果、**睡眠中枢の活性化が抑制され、眠れなくなってしまうのです。**

また、**カフェインは、睡眠を阻害するアドレナリンとコルチゾールの分泌《ぶんぴつ》を促しま**

す。いずれもストレスホルモンと呼ばれるもので、心拍数を増やしたり、呼吸を早めたりして、交感神経（心身の働きを活発にする自律神経）の働きを活性化するため、体を休息モードに切り替えられなくなってしまいます。

さらに、**カフェインには利尿作用もあるため、トイレに行きたくなり、夜中に何度も目が覚める中途覚醒《かくせい》を引き起こします。**

カフェインの覚醒効果は摂取後、20〜30分してから現れます。そして、血中のカフェイン濃度が半分になるまでは4時間以上かかるといわれています。特に高齢者の場合は、カフェインの代謝（体内で行われる化学反応）に時間がかかるため、カフェインの影響が長く続きます。

カフェインを含む飲み物には、コーヒーや紅茶、ウーロン茶、緑茶、栄養ドリンク、ココア、コーラなどがあります。意外なところでは、チョコレートにも少量含まれるので注意しましょう。

カフェインを含む飲食物は、なるべく夕方以降には摂取しないようにしてください。寝る前には、ホットミルクやハーブティーのようなノンカフェインの飲み物を選ぶようにしましょう。

（伊藤　洋）

寝酒は夜中に目覚める中途覚醒を招く重大原因で、習慣化するとアルコール依存症の危険大

寝つけないからといって「寝酒」をする習慣がある人はいませんか。**寝酒が習慣化すると、気づかないうちにアルコール依存症になる可能性があり、とても危険です。また、睡眠薬を服用している人は絶対にアルコールを摂取しないでください。**

確かに、お酒を飲むと眠くなります。アルコールは、脳を興奮させる神経物質の活動を抑えるGABA《ギャバ》と呼ばれる神経伝達物質の受容体と結合して、リラクセーションをもたらし、ノンレム睡眠（深い眠り）を増加させ、入眠を早めます。

しかし、**この作用が続くのはアルコールが効いている睡眠の前半までで、後半では眠りが浅くなり、中途覚醒《かくせい》が増えてきます。**これは、アルコールが代謝（体内で行われる化学反応）されてできるアセトアルデヒドという物質が血圧や脈拍に作用して、交感神経（心身の働きを活発にする自律神経）の働きを高めるためと考えられています。

また、通常、睡眠中には尿を作るのを抑える抗利尿ホルモンの分泌《ぶんぴつ》量が増えるのですが、アルコールは抗利尿ホルモンの働きを阻害します。その結果、**就寝中にも尿が作られて膀胱《ぼうこう》にたまり、夜中に何度もトイレに行きたくなることも中途覚醒を引き起こす原因となるのです。**

アルコール依存症になるしくみ

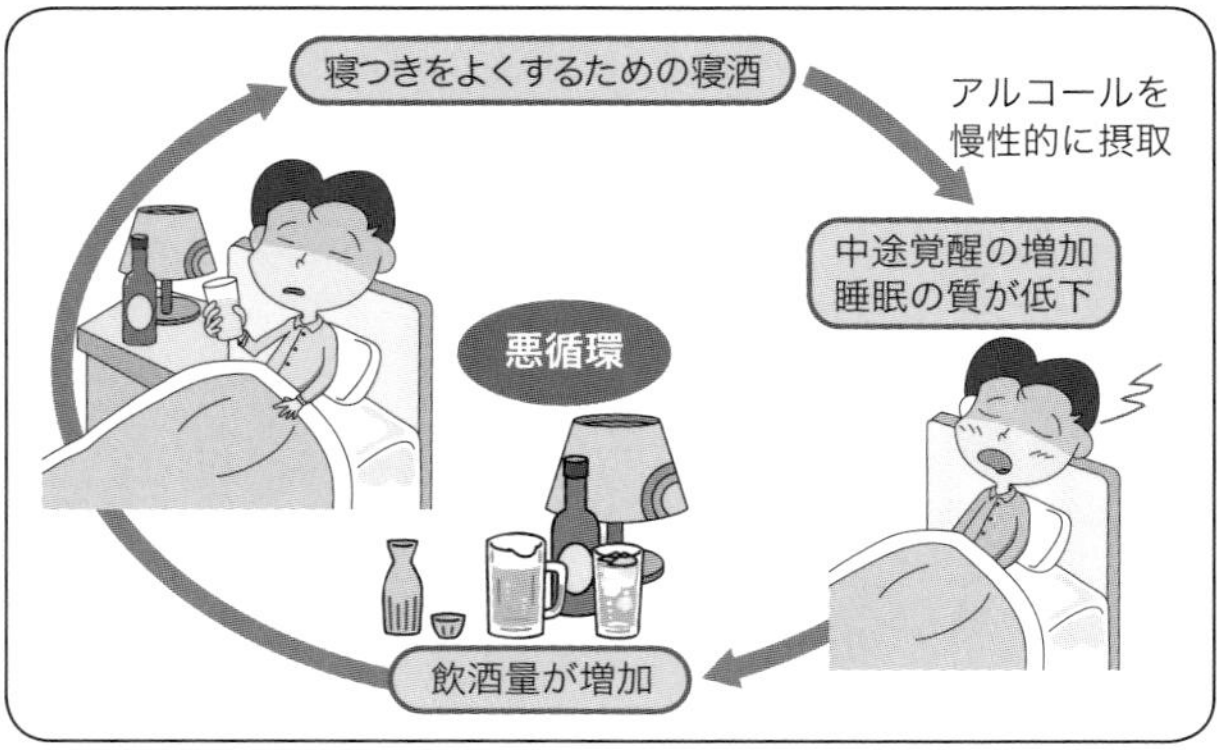

寝酒は睡眠に影響を与えるだけではありません。もう一つ大きな問題は、アルコール依存症のリスクが高まることです。

寝つきがよくなるからといって毎日寝酒をしていると、当初見られた催眠効果がしだいに弱まり、アルコールに対する耐性ができてしまいます。すると、以前と同じ催眠効果を得ようとアルコールの摂取量が増加し、それがさらに不眠を悪化させるという悪循環に陥りやすくなります。

就寝前に飲酒しないと寝つけない場合は、アルコール依存症の可能性があります。心当たりがある人はかかりつけ医に相談してください。

（伊藤　洋）

1日の生活に明るさのメリハリがあると質のいい睡眠が取れ、夜は強い光を浴びないことが大事

私たちの体に備わった体内時計は、昼夜の変化に合わせて体内の環境を変化させる生体リズムを生み出しています。生体リズムには活動期と休息期があり、基本的には明るい日中が活動期、暗い夜が休息期になります。そして、この生体リズムを整えているのが光です。したがって、**日中はできるだけ光を浴びて、夜は明るい光をさけるというメリハリをつけることが質のいい睡眠につながります。**

しかし、現代のように一日中光を浴びつづける環境では、生体リズムが乱れがちです。**夕方以降、明るい光を浴びつづけると、体はまだ日中だと勘違いして、脳が活性化したり、眠けを誘うメラトニンというホルモンの分泌《ぶんぴつ》を抑制したりして、入眠を妨げてしまいます。**

中でも特に、青白い光（ブルーライト）は脳の活動を活発にして、眠くなる時間帯を後ろにずらしてしまうことがわかっています。ブルーライトは太陽光にも含まれま

すが、パソコンやスマートフォンなど電子機器の画面からも発せられます。

したがって、寝る前にパソコンやスマートフォンの画面を見ると、覚醒《かくせい》レベルが上がり、寝つきを悪くします。さらに、ネットサーフィンをしたり、ゲームをしたりすると、つい夢中になって脳が興奮し、ますます目が覚めてしまうようになります。**就寝前にパソコンやスマートフォンを操作するのは控えましょう。**

夜間の室内の明るさにも注意が必要です。**就寝前の部屋の照明は、暖色系の光がおすすめです。**暖色系の光は、生体リズムやメラトニンの分泌への影響力が小さいとされていますし、精神的にもリラックスできます。あるいは、間接照明にして薄暗い環境にするのも眠けを誘いやすくします。街灯や近所の門灯などの光が室内に入ってくる場合は、遮光《しゃこう》カーテンを使うなどの工夫をするといいでしょう。

明かりをつけたまま就寝する場合は、30ルクス以上で眠りが顕著に浅くなるとされています。30ルクスというと、ろうそく3本程度の明るさです。**寝るときは電気をすべて消すか、フットライト程度のほのかな明かりにしましょう。**

コンビニやスーパーなどの照明は一般的に明るいものが使われています。夜間にこうした店に行くことはなるべくさけるのも安眠のポイントです。

（白濱龍太郎）

眠りを深くし熟睡感を得るには寝具選びも重要で、理想は寝返りが打ちやすい「頭3個分枕」

「枕《まくら》が変わると眠れない」人がいるように、**寝具は睡眠の質に大きく影響します。**中でも重要なのが枕です。寝ても疲れが取れない、熟睡感がない、肩こりがあるといった場合は、枕が原因かもしれません。

私たちの背骨は横から見たとき自然にS字状にカーブしており、体の負担を分散させています。睡眠中もこの状態にできるだけ近い姿勢を保つように心がければ、体への負担が分散され、眠りやすくなります。

枕の役割は、背骨のいちばん上にある頚椎《けいつい》を自然な形に保つことです。そこで特に注意したいのが高さです。枕が高すぎると頚椎に無理な圧迫がかかり、血流が悪くなって首や肩のコリを招きます。逆に低すぎても、頭の位置が心臓よりも下がり、頭に大量の血液が送られるため、朝起きたときに頭痛や頭重感を招きやすくなります。

理想は、あおむけになって枕に頭を乗せたときに頚椎から肩にかけてS字のカーブ

自分に合う高さの枕を選ぶ

適切な枕

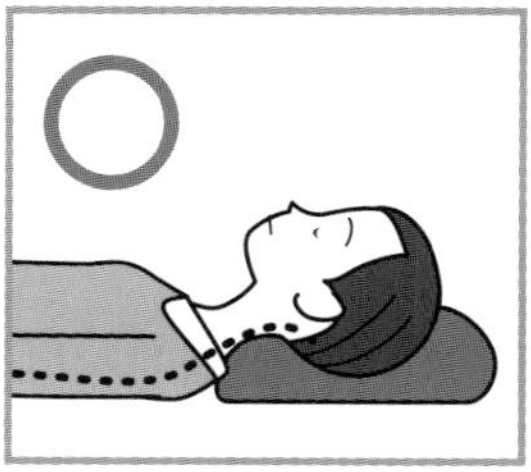

頸椎から肩にかけてS字のカーブが自然に維持できる高さが理想。

低すぎる枕

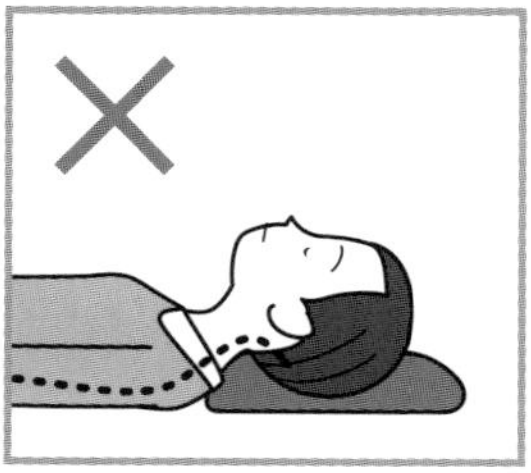

枕が低すぎるとあごが上向きになる。

高すぎる枕

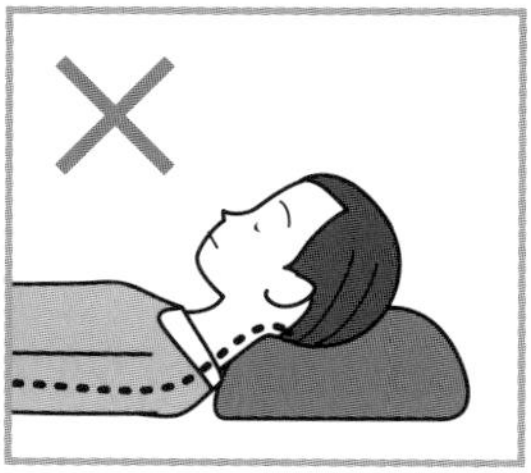

枕が高いとうつむいたような姿勢になる。

が自然に維持できる高さです。枕の素材なども考慮しながら、自分に合う高さの枕を選びましょう。

枕を選ぶさいに、もう一つ注意したいのが横幅です。私たちはひと晩のうちに数十回寝返りを打つとされています。**枕が大きすぎても小さすぎても、スムーズな寝返りは打てません。枕の横幅は、頭3個分くらいがいいでしょう。**

マットや敷布団についても、基本的に枕選びと同じです。**横になったときに背骨のS字カーブを保てるもの**を選びます。硬すぎるとS字カーブを保てませんし、柔らかすぎても体の一部が沈み込んで寝返りが打ちにくく、寝苦しくなります。

掛け布団は保温性に優れていることはもちろんですが、**なるべく軽いもの**が寝返りを打ちやすいのでおすすめです。

（白濱龍太郎）

「眠れなくても布団で目をつぶるといい」は間違いで、眠くなってから寝床に就く「刺激コントロール」が肝心

「眠れなくても、寝床で目をつぶって横になっていれば体が休まる」と聞いたことがある人も多いのではないでしょうか。実はこれは大きな間違いです。

私たちの脳には、場所と行為をセットで認識する特性があります。**脳が「寝床↓眠る場所」と認識していれば、条件反射で、寝床に就くと自然と眠くなります。ところが、寝つけないのに寝床にいると、しだいに脳に「寝床↓覚醒《かくせい》（不眠）の場所」と刷り込まれてしまい、寝床に入ると逆に目が覚めるようになってしまうのです。**

眠れないからと、寝床で読書をしたり、スマートフォンを操作したりしていると、やはり脳は寝床を「読書の場所」「スマートフォンを操作する場所」と記憶して、寝床を眠る場所とは認識しなくなります。

こうした誤った認識ができてしまった場合には、脳に「寝床↓眠る場所」と再学習させる必要があります。それには、**床に就いて10分ほどたっても眠れなかったらいっ**

刺激コントロール法のやり方

① 眠くなったときにだけ寝床に就く。就寝時刻に合わせる必要はない
② 寝床は基本的に睡眠の目的だけに使う（読書をしない、テレビを見ない、物を食べない）
③ 30 分ほどたっても眠れなかったら、別室に行き、眠けを感じたら再び床に就く
④ ③のあとも眠れなければ、眠れるまで同様のことをくり返す
⑤ 眠れなくても毎朝同じ時刻に起きる

たん寝室を離れ、別の部屋でリラックスできることを行い、眠けを感じたら再び寝床に入るようにすることです。寝室は原則として眠るためだけに使ってください。

このとき重要なのは、起床時刻をずらさないことです。就寝時刻がどんなに遅くなっても、毎朝決まった時刻に起きるようにしましょう。

これらは、認知行動療法*（ＣＢＴＩ）の一つ、**「刺激コントロール法」**として不眠症の治療の現場で活用されています。**刺激コントロール法は、特に入眠障害や中途覚醒の改善に有効**であるとされています。

「寝床から出るのはいいけれど、朝まで眠けが生じなかったらどうしよう」と心配する人がいるかもしれませんが、それには及びません。どうしても眠くならなかったら、その日は朝まで寝なくても大丈夫です。人間は基本的に、必要になったら最低限の睡眠を必ず取れるようになっています。

（伊藤　洋）

前の晩に寝つけなかった場合も起床時刻を遅らせるのはNGで、「遅寝・早起き習慣」を身につけよ

夜、寝つけなかったからといって、次の日の朝、寝坊をするのはよくありません。朝遅くまで寝て、遅い時刻に太陽の光を浴びると、そこで体内時計がリセットされるため、体内時計を遅らせることになり、夜にまた眠れなくなる悪循環を招きます。

前の晩に寝つけなかったときはあえて「遅寝・早起き」を心がけてください。睡眠時間は短くなりますが、そのぶん、睡眠欲求が高まって眠くなり、良質な睡眠が得られやすくなります。これは、不眠症の認知行動療法*（CBTI）の一つである**「睡眠制限療法」**の応用です。

不眠症の人は、少しでも眠ろうと長時間寝床の中で過ごしていることが少なくありません。しかし、眠れないのに寝床にいると、「早く眠らなくては」と自分にプレッシャーをかけ、それがストレスとなって逆に眠れなくなったり、眠りが浅くなったりします。

＊ものの考え方や受け取り方に働きかけて、気持ちをらくにしたり、行動をコントロールしたりする心理療法

睡眠制限療法のやり方

①平均睡眠時間を調べて寝る時刻を設定
睡眠日誌の 2 週間の記録から平均睡眠時間を算出する。
起床時刻は固定し、床上時間を「平均睡眠時間＋ 15 分」に設定する。

［例］

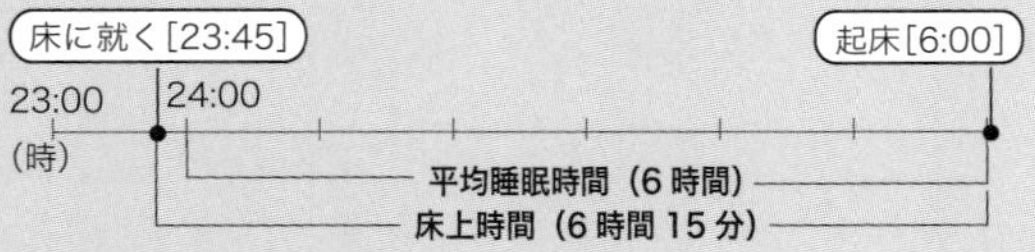

②睡眠効率を計算して寝る時刻をリセット
①を実践し、睡眠日誌をつけ 5 日間の実際の睡眠時間を調べる。

● 睡眠効率(％) ＝実際に眠った時間÷床上時間× 100
床に就く時刻の調節：90％以上→ 15 分早める、85 ～ 90％→そのまま継続、85％未満→ 15 分遅くする。

睡眠制限療法は、就床から起床までの床に入っている時間を短めに設定することで、寝床で「眠らなくては」などと悩む時間を減らし、かつ断眠（眠らないこと）による翌晩の睡眠効果を利用して、不眠を改善し、熟睡感を得られるようにする治療法です。具体的には、睡眠日誌（98㌻を参照）を2週間記録し、平均的な睡眠時間を算出します。その算出された平均睡眠時間プラス15分（ただし平均睡眠時間が5時間以下の場合は5時間）を床上《しょうじょう》時間（寝床にいる時間）に設定し、設定した床上時間に合わせて、毎日同じ時刻に起床・就床します。5日後に睡眠日誌から睡眠効率（寝床にいる時間と比べて実際に眠っている時間の割合）を計算し、90％以上なら床に就く時刻を15分早め、85～90％ならそのまま継続、85％未満なら15分遅く床に就くようにします。

このように、規則正しい睡眠を心がけることが、不眠の改善に有効なのです。

（伊藤　洋）

起床後に行うべきは「光浴び」で、体内時計のリズムが整い、理想的な時間に眠けが訪れる

私たちの体は基本的に、夜になると眠り、朝になると目が覚めるしくみになっています。これは体内時計によって、深部体温（体の内部の温度）や血圧、脈拍、ホルモンなど体のさまざまな機能が約24時間サイクルで変化しているからです。

実は体内時計の周期は、24時間より少し長くなっています。一方、私たちは地球の自転に合わせて毎日24時間のリズムで生活しています。そこで、長い人類の進化の過程で体内時計の時間のズレを調整するしくみを作り上げました。このしくみに大きくかかわっているのが光です。

朝、太陽の光が私たちの目（網膜《もうまく》）に入ると、その光信号は脳の視交叉上核《しこうさじょうかく》という場所に届きます。すると、体内時計の周期がリセットされるしくみになっているのです。

例えば、起床後にたっぷりと太陽光を浴びると、脳は約15～16時間後に眠けが起こ

朝の光を浴びて「体内時計」をリセットする

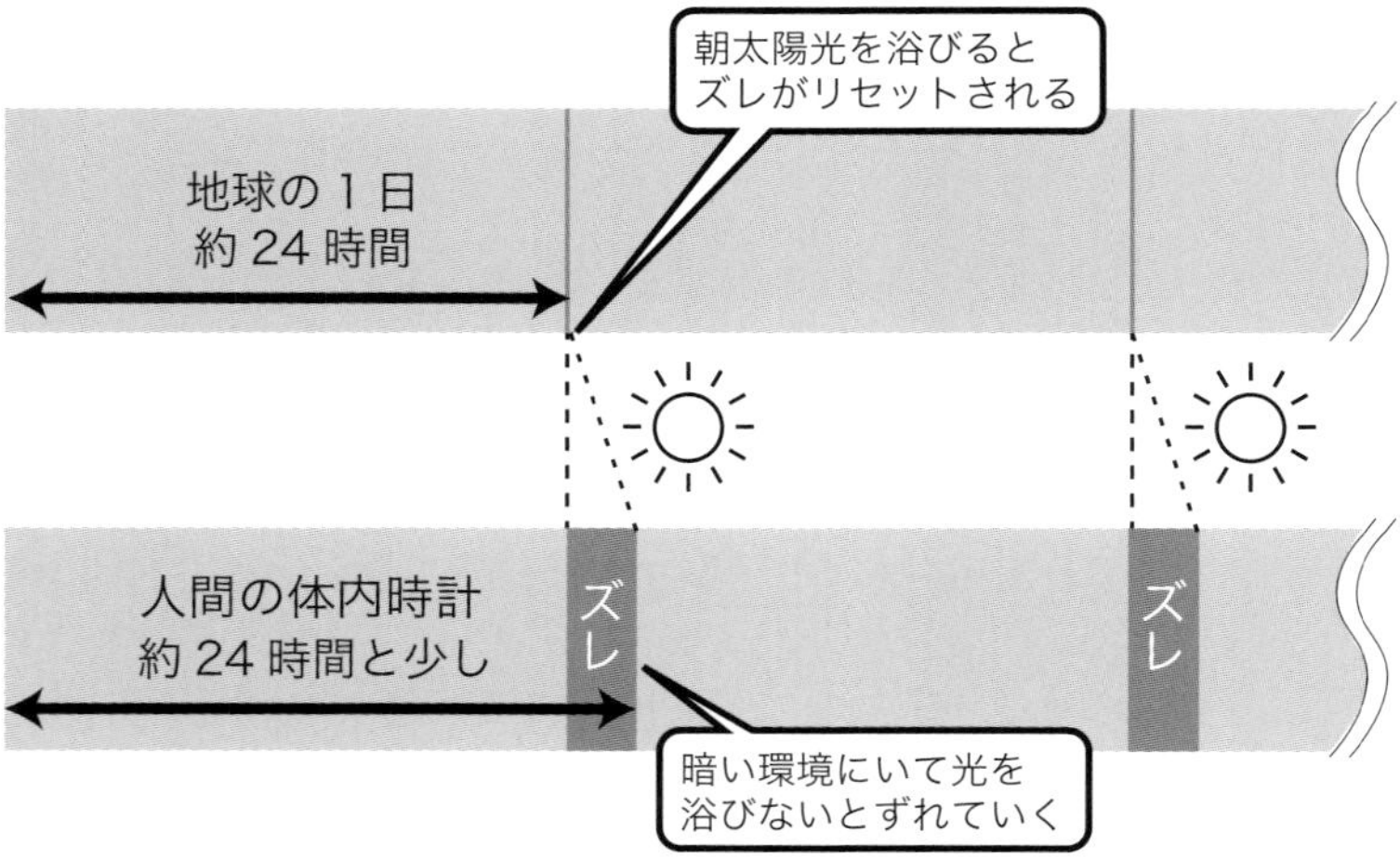

地球の１日は 24 時間。人間の体内時計は 24 時間と少しなのでズレが生じるが、朝の光を浴びることで 24 時間のリズムに調整している。

るように、眠りを誘う**メラトニン**というホルモンの分泌《ぶんぴつ》の準備を始めます。また、目に入った光の刺激が引き金となって**セロトニン**というホルモンの分泌が活性化します。セロトニンは覚醒《かくせい》を促す働きがあり、交感神経（心身の働きを活発にする自律神経）を刺激し、日中に活動しやすい状態を作るほか、睡眠を促すメラトニンの原料にもなります。

太陽光による体内時計のリセット作用は、昼前には効果がなくなるため、なるべく早い時間に日光を浴びるようにしてください。くもりの日でも屋外は屋内よりも5〜10倍明るいので、できるだけ屋外に出ましょう。

（伊藤　洋）

夜に眠れず日中に眠たくなったら30分以内の「うたた寝昼寝」がよく、寝床に入らないのが大事

不眠の有無にかかわらず、人間は体内時計により、午後2～4時くらいの時間帯に眠けが強くなるしくみになっています。よく昼食後は眠くなるといいますが、この眠けは食事だけが原因ではなく、体内時計のリズムも関係しているのです。

日中眠くなる場合は、眠けに抗《あらが》わず、可能であればそのまま仮眠しましょう。最近の研究で、昼食後から15時くらいまでの間に15～20分ほどの昼寝をすると眠けが和らぎ、そのあとの時間をスッキリ過ごせるようになることがわかっています。

昼寝の取り方には、二つのポイントがあります。一つは、昼寝をするタイミングです。昼寝をしてから夜眠るまでの間隔を約8時間あけると、寝つきがよくなります。**夜の睡眠に影響しないようにするためには、昼寝は15時まで終えることが大切です。**

もう一つのポイントは、寝すぎないことです。昼寝の時間が長いと、起きたあとも眠けを引きずる「睡眠慣性」の状態になり、かえって体がだるくなったり、頭がボー

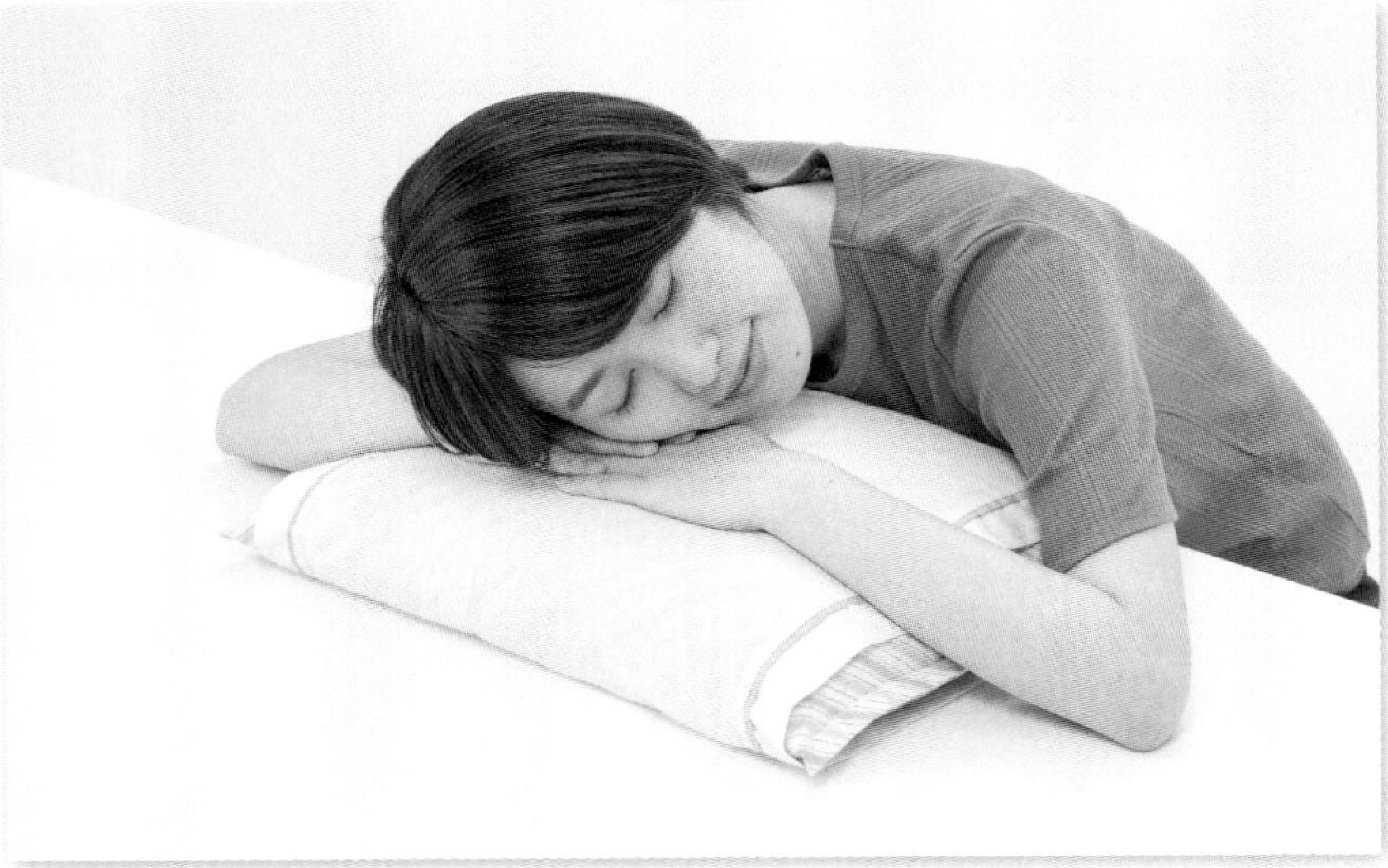

机に伏せたり、ソファやイスにもたれかかったりするのがおすすめ。

ッとしたりします。**昼寝は30分以内のうたた寝にとどめるようにします。**

厚生労働省の「健康づくりのための睡眠指針2014」でも、「午後早い時刻に30分以内の短い昼寝をすること」が望ましいとされています。

昼寝をするさいは、机に伏せたり、ソファやイスにもたれかかったりして、布団に入らないようにしましょう。深く眠ることがさけられます。

また、長く寝てしまいそうなときは、昼寝の前にカフェインが入ったコーヒーや紅茶などを飲むのもおすすめです。

カフェインの覚醒《かくせい》効果は飲んでからゆっくり高まり、20〜30分後にピークを迎えます。昼寝を終えるころにちょうどピークになるので、昼寝からスッキリ目覚めやすくなります。

（伊藤　洋）

第7章

【不眠症の治療】

不眠で日常生活に支障をきたす場合は病院での治療が必要で、睡眠薬と非薬物療法の併用が最も効果的

日本睡眠学会
前理事長
伊藤 洋

病院では薬物療法の前に「睡眠衛生指導」が行われ、「睡眠は8時間必要」など誤情報は捨てるのが肝心

不眠の症状が続き、日常生活に支障をきたす場合には、病院での治療が必要です。

まずは、ふだん受診している内科（かかりつけ医）に相談してみましょう。内科でも必要に応じて睡眠薬を処方してもらえます。それでも改善が見られなかったり、専門的な治療が必要な睡眠障害と判断されたりした場合は、日本睡眠学会専門医や専門の医療機関を紹介してもらいましょう。受診のときは、事前に記録した睡眠日誌（98ページを参照）を持参すると、診察がスムーズに進みます。

病院で治療を行うさい、身体疾患《しっかん》や精神疾患、薬の副作用などが不眠の原因となっている場合は、まず原因そのものの解決が優先されます。原因が解消することで、よく眠れるようになる患者さんも少なくありません。原因が特にない不眠の場合は、**生活習慣の見直しを中心とした「非薬物療法」を行い、必要に応じて、睡眠薬を使う「薬物療法」を併用することが効果的**とされています。

不眠症の治療として最初に行われるのは、非薬物療法の一つである**「睡眠衛生指導」**です。**睡眠についての正しい知識を身につけてもらうことを目的に行います。**

例えば、不眠症の患者さんの中には、「睡眠時間は8時間必要」と思い込み、無理に8時間眠ろうとしてかえって眠れなくなっている人が少なくありません。この場合は、8時間睡眠になんら医学的根拠がないことや、睡眠時間には個人差があることを理解してもらいます。また、年齢を重ねるにつれて、寝つきが悪くなったり夜中に目が覚めたりすることが増えるのですが、これを不眠ではないかと心配する人がいます。こうしたケースでは加齢に伴う睡眠の変化を理解してもらいます。このように、**睡眠についての正しい知識を身につけるだけで、安心して眠れるようになる人も珍しくありません。**

そのほか、就寝前にカフェインやアルコールなどを摂取する、必要以上に早く布団に入る、長時間の昼寝をするといった不眠を招く生活習慣を睡眠衛生指導で正すことで、症状が改善する人がたくさんいます。

睡眠衛生指導を行っても不眠が改善しない場合は、必要に応じて、睡眠薬を使った薬物療法を行います。

市販の薬では慢性的な不眠の解決は難しく、病院で睡眠薬を処方してもらうことが大切

試験の前日に眠れなくなるなど、私たちにとって睡眠の悩みはあまりにも身近なせいか、眠れなくても「医療機関を受診するほどではない」と思いがちです。そのため、市販薬やサプリメント（栄養補助食品）に頼る人も少なくありません。

不眠に対する効果をうたう市販薬は、睡眠薬ではなく**「睡眠改善薬」**といいます。カゼ薬やアレルギーの薬などの抗ヒスタミン薬を服用したあと、眠くなった経験はありませんか。抗ヒスタミン薬の中には、副作用として眠けを引き起こすものがあります。この副作用に着目して開発されたのが睡眠改善薬です。

くしゃみや鼻水、皮膚のかゆみといった症状は、ヒスタミンが鼻の粘膜上にあるH_1受容体と結合することで引き起こされます。抗ヒスタミン薬はヒスタミンとH_1受容体との結合を阻害して、こうした症状が現れるのを抑える働きがあります。

ヒスタミンは脳内にも多く存在し、H_1受容体と結合して集中力や判断力、覚醒《かくせい》を維

持する働きがあります。睡眠改善薬は脳内でH_1受容体とヒスタミンとの結合を阻害することで、集中力や判断力、覚醒レベルを下げて眠けをもたらすのです。**ただし、睡眠改善薬を長期間にわたって服用しつづけると、依存性や耐性が生じやすいといわれています。また、翌日まで薬の作用が残りやすいため、日中眠くなることもあります。睡眠改善薬はあくまでも2～3日程度の一時的な不眠症状に使用するようにしましょう。**

最近では、睡眠改善薬のほか、睡眠を促すホルモンのメラトニンや脳の覚醒を抑えるGABA《ギャバ》（γ《ガンマ》アミノ酪酸《らくさん》）を含むサプリメントも市販されています。しかし現状、確かな臨床試験によって有効性が実証されたサプリメントは少なく、長期にわたって摂取した場合の安全性も保証されていません。

安易に市販薬やサプリメントを利用するのではなく、**まずは不眠につながる生活習慣を改善することが先決**です。それでもなお試したいときは、購入時に薬剤師から服用量や服用期間、副作用などの説明を受けてください。**また、症状が改善しない場合は、早めに医療機関を受診しましょう。**なお、不眠症の治療を受けている人は、市販薬やサプリメントを使用する前に、必ず担当医師に相談してください。

睡眠薬は正しく使えば怖い薬ではないが、副作用はあるため要注意で安全のためには「四つの掟」を守れ

睡眠薬にかんして「一度服用したら一生やめられなくなりませんか」「だんだん効かなくなりませんか」「薬よりお酒のほうが安全ではないですか」といった質問をよく受けます。睡眠薬を医師の指示どおりに正しく使っているかぎり、これらの質問の答えはすべて「いいえ」です。

かつて主流だったバルビツール酸系と呼ばれる睡眠薬は、効果が強力な半面、大量に服用すると命に危険が及ぶことがありました。しかし、今では依存性も効果減弱（薬の効果がだんだんなくなること）も少なく、安全性の高い睡眠薬が開発されています。**用法・用量を守って正しく服用すれば、依存性や耐性は生じにくく、不眠の早期改善を助けるので、過度に心配する必要はありません。**

とはいえ、ほかの薬がそうであるように、どんなに安全性の高い睡眠薬であっても副作用が現れることがあります。その一つが**「持ち越し効果」**です。薬の効果が翌朝

睡眠薬を正しく使うための「4つの掟」

① 用法・用量を守る	自己判断で、服用量や服用回数を変えたり、服薬を中止したりすると、不眠の悪化や副作用の増強を招くことがあります。
② 服用したらすぐ寝床に入る	睡眠薬は服用してから 10 ～ 30 分ほどで効いてきます。薬が効いているときに活動すると副作用が出やすくなるので注意しましょう。
③ 服用中の薬を担当医師に伝える	睡眠薬と併用してはいけない薬があります。睡眠薬の処方を受けるときは、必ず服用中の薬を担当医師に伝えてください。
④ アルコールといっしょに飲まない	睡眠薬とアルコールを併用すると、副作用や事故が起こりやすくなり、非常に危険です。

以降も続き、日中の眠けや頭痛、ふらつきなどが現れることをいいます。

また、薬を飲んでから寝つくまでの間や、翌朝目覚めてからの出来事などを忘れてしまう**「記憶障害」**が起こることもあります。そのほか、睡眠薬の中には、筋肉の弛《し》緩《かん》作用があるタイプもあり、この場合は**ふらつきや転倒**が起こりやすくなります。

副作用の症状が現れて日常生活に支障をきたす場合は、すぐに担当医師に相談しましょう。

また、副作用を防ぐためにも、服用のさいは上の「四つの掟」に注意し、正しく使用してください。

近年は副作用の危険の少ない新薬も開発され、不眠のタイプや年齢に応じて処方される

かつてよく使われていたバルビツール酸系の睡眠薬は、効果は高いのですが、薬を服用しないと眠れなくなる依存性や、薬の量を増やさないと効かなくなる耐性が生じやすい問題があり、今ではほとんど使用されていません。

現在は依存性や耐性が生じにくく、安全性が高い「ベンゾジアゼピン受容体作動薬」が主に使われています。この薬は、脳の覚醒《かくせい》を鎮めるGABA《ギャバ》（γ《ガンマ》アミノ酪酸《らくさん》）という神経伝達物質の働きを強める作用があり、脳の働きをおだやかにして催眠を促します。ベンゾジアゼピン受容体作動薬は、「ベンゾジアゼピン系」と「非ベンゾジアゼピン系」に大別されます。ベンゾジアゼピン系の睡眠薬には、催眠作用のほか、不安を鎮める抗不安作用や筋肉の緊張をゆるめる筋弛緩《しかん》作用があります。一方、非ベンゾジアゼピン系の睡眠薬には、抗不安作用や筋弛緩作用はあまりありません。

近年は、ベンゾジアゼピン受容体作動薬とは異なる作用機序の睡眠薬も使用されて

います。一つは、睡眠時間のズレが改善しない人や不安感が弱い人、高齢者などに用いられる**「メラトニン受容体作動薬」**です。脳の松果体（内分泌器《ぶんぴつ》の一種）では体内時計のリズムに従って、眠けを促すホルモンのメラトニンが分泌されます。**メラトニン受容体作動薬はメラトニンの受容体を介して、体内時計に作用し、自然な眠りを引き出して、睡眠と覚醒のリズムを整えます。**

もう一つは、**「オレキシン受容体拮抗薬《きっこう》」**です。**この薬はオレキシンという覚醒を維持する脳内物質の受容体への結合を遮断《しゃだん》し、オレキシンの働きを弱めることによって眠りを促します。**オレキシン受容体拮抗薬は、筋弛緩作用やふらつき、転倒などの副作用が確認されておらず、認知機能への悪影響も少ないといわれます。最近では「レンボレキサント」という新しいオレキシン受容体拮抗薬も登場しています。

ベンゾジアゼピン受容体作動薬は、服用後にその薬がどのくらいのスピードで体から排出されるか（消失半減期）によって、超短時間型、短時間型、中間型、長時間型に大別されます。

不眠症のタイプや1日の活動量、年齢、体の状態、さらには消失半減期も考慮して、その人に合った睡眠薬が選択されます。

睡眠薬は不眠が改善したらやめるのが望ましく、上手にやめるための「減薬・休薬完全ガイド」

最近の睡眠薬は長期にわたって服用しても危険性が少ないとはいえ、**不眠の症状が十分に改善し、日中の生活に支障をきたさなくなったら、薬の量を減らしたり（減薬）、服用をやめたり（休薬）することが大切です。ただし、減薬や休薬は必ず医師の指示のもと行ってください。**

自己判断で減薬・休薬を行うと、不安やイライラつき、手足のふるえ、発汗といった禁断症状（離脱症状）が現れることがあります。また、急な減薬・休薬では反跳《はんちょう》性不眠といって、以前よりもっとひどい不眠が現れる可能性もあります。

睡眠薬を減量・中止するときの基本は、時間をかけてゆっくりとその状態に体を慣らしていくことです。具体的には、「漸減《ぜんげん》法」「隔日法」「複合法」などがあります。

漸減法は、睡眠薬の用量を少しずつ減らしていく方法です。例えば、まずは睡眠薬の量を４分の１減らして２～４週間服用を続けます。問題がなければさらに４分の１

睡眠薬の減らし方

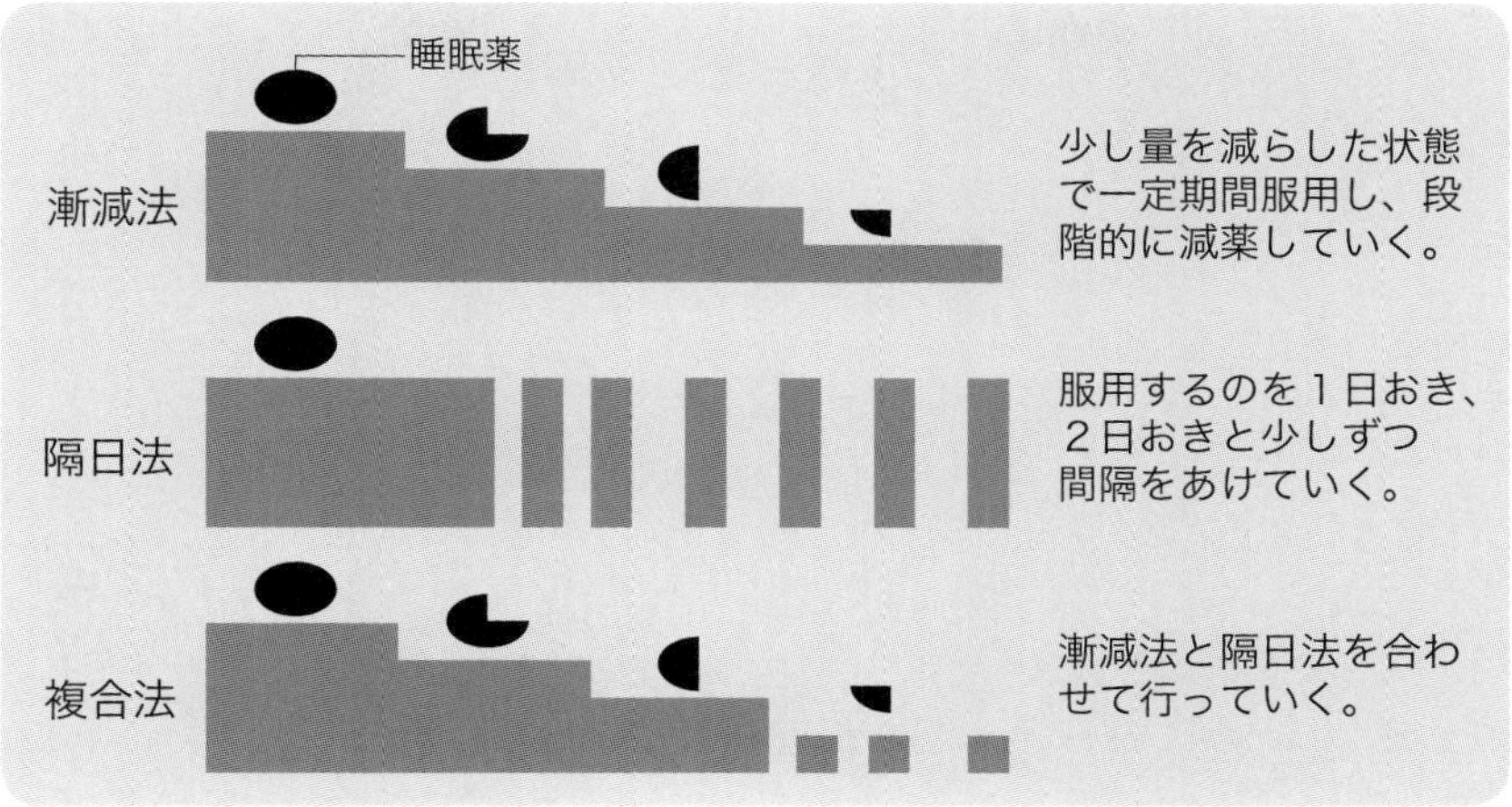
睡眠薬
漸減法
少し量を減らした状態で一定期間服用し、段階的に減薬していく。
隔日法
服用するのを１日おき、２日おきと少しずつ間隔をあけていく。
複合法
漸減法と隔日法を合わせて行っていく。

減らして服用し、2～4週間後に4分の1減らすというように段階的に減薬していきます。

隔日法は、休薬期間を1日、2日、3日と徐々に延ばしていく方法です。最初は1日おきに服用し、一定期間たったら2日おき、3日おきと少しずつ睡眠薬の服用間隔をあけていきます。

漸減法と隔日法を組み合わせて減薬・休薬するのが複合法です。

どの方法であっても、薬を減らしていく中で不眠が悪化する場合は、用法や用量をその前の段階に戻してしばらくようすを見て、不眠が改善されたら再び減量を試みます。

睡眠薬の減量・中止を成功させるポイントは、あまり深刻にならず、眠れなければまた睡眠薬を飲めばいい、くらいの気持ちで取り組むことです。

睡眠薬 Q&A

Q1 睡眠薬を飲むと認知症になると聞いたのですが、本当ですか？

睡眠薬の主流であるベンゾジアゼピン系の睡眠薬の副作用の一つに記憶障害がありますが、これは一時的な現象で、睡眠薬が体外に排出されると消失します。

睡眠薬が認知症の発症リスクを高めるとする研究もありますが、相反する研究報告もあり、結論は出ていません。一方、不眠症が認知機能を低下させるリスク要因であることはわかっています。

メリットとデメリットを知ったうえで、不眠の症状が強い場合は、服薬を検討するのがいいでしょう。

Q2 睡眠薬を飲みつづけると、いつか効かなくなりませんか？

睡眠薬を長期間にわたって服用している患者さんの中には、「薬の効きがしだいに弱くなり、また眠れなくなるのではないか」と不安を感じる人が少なくありません。

確かに、睡眠薬の中には、薬の作用が減弱しやすいものがあり、同じ量では徐々に効かなくなる場合もあります。

しかし、薬を飲んでも眠れないからと勝手に服用量や回数を増やしたり、逆に中止したりすることは厳禁です。まずは、担当医師に相談してください。

Q3 睡眠薬をほかの薬といっしょに飲んでもいいですか？

複数の薬を同時に摂取すると、相互の薬の作用・副作用が増強あるいは減弱することがあります。これを**「薬物相互作用」**といいます。

睡眠薬は、カゼ薬や抗うつ薬、糖尿病や高血圧などの生活習慣病の治療薬、マクロライド系抗菌薬、消化性潰瘍《かいよう》薬、副腎《じん》皮質ホルモン薬などとの薬物相互作用が知られています。

薬物相互作用をさけるには、睡眠薬を処方してもらうとき、「お薬手帳」を医師や薬剤師に提示することが大切です。

Q4 睡眠薬を服用したのに、夜中に目が覚めました。追加服用していいですか？

夜中に目が覚めたからといって、追加で睡眠薬を服用すると、朝起きたときにふらつきや倦怠《けんたい》感が起こる危険があります。

睡眠薬の効きが不十分と感じる場合は、そのことを担当医師に相談し、必要に応じて、自分に合った睡眠薬や適切な量を処方し直してもらいましょう。

また、睡眠薬を服用する時刻が早すぎると、夜中に目が覚めることがあります。**睡眠薬は寝床に就く直前に飲むよう**にしてください。

解説者紹介

★★★★★★★★★★★★★★★★★★

（掲載順）

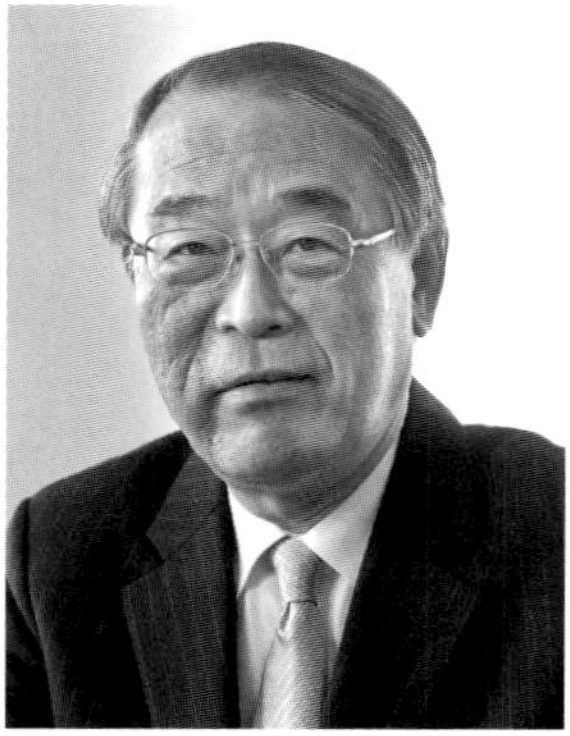

学校法人慈恵大学参与　日本睡眠学会前理事長
東京慈恵会医科大学葛飾医療センター診療医長

伊藤《いとう》　洋《ひろし》先生

東京慈恵会医科大学精神医学講座教授、同大学附属青戸病院院長、学校法人慈恵大学理事、同大学葛飾医療センター院長を歴任して現職。気分障害、睡眠医療を専門とし、不眠症と睡眠障害全般についての第一人者。日本睡眠学会前理事長・同学会専門医、日本精神神経学会精神科専門医・指導医など。

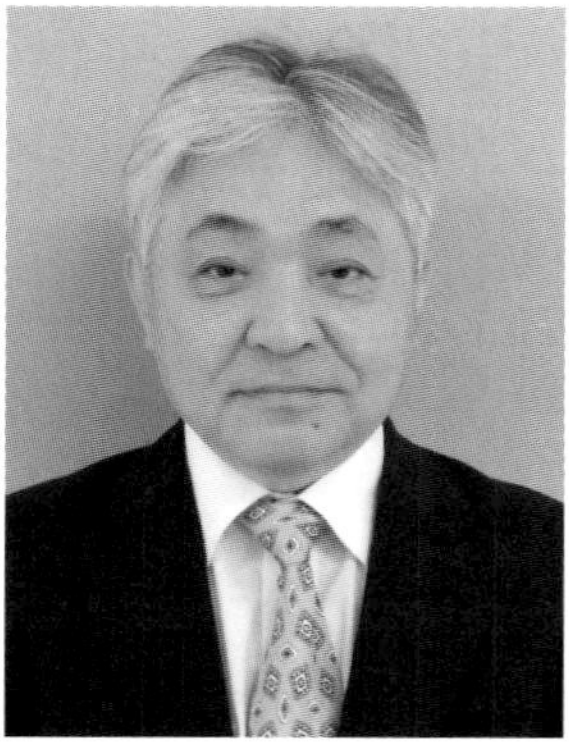

滋賀医科大学名誉教授
上林記念病院病院長

山《やま》田《だ》尚《なお》登《と》先生

滋賀医科大学精神医学講座教授、同大学副学長を経て現職。専門は精神医学・睡眠医学・精神科診断学。精神疾患と睡眠障害のかかわりについての臨床・研究を行ってきた。日本精神神経学会精神科専門医・指導医、日本睡眠学会理事・同学会専門医。厚生労働省精神保健指定医・精神保健判定医など。

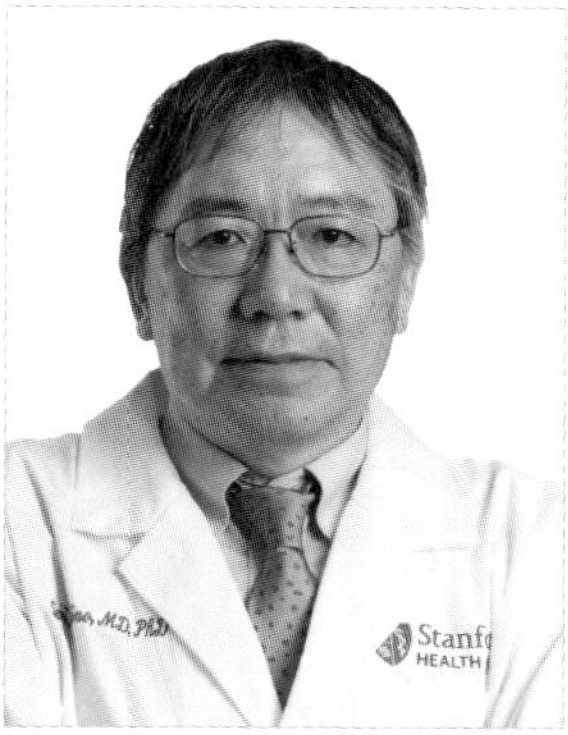

スタンフォード大学医学部精神科教授
同大学睡眠生体リズム研究所（SCNL）所長
株式会社ブレインスリープ 代表取締役兼最高研究顧問

西《にし》野《の》精《せい》治《じ》先生

大阪医科大学大学院からスタンフォード大学医学部精神科睡眠研究所に留学。突然眠りに落ちてしまう過眠症「ナルコレプシー」の原因究明に全力を注ぐ。2005 年に SCNL 所長に就任。睡眠・覚醒のメカニズムを分子・遺伝子レベルから個体レベルまでの幅広い視野で研究。日本睡眠学会専門医など。

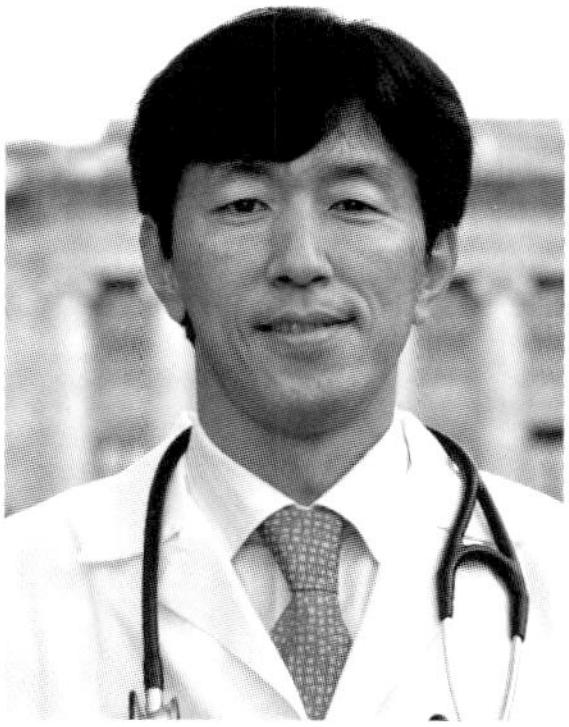

ハーバード大学医学部客員教授
ソルボンヌ大学医学部客員教授

根《ね》来《ごろ》秀《ひで》行《ゆき》先生

東京大学大学院医学系研究科内科学専攻博士課程修了。東京大学医学部第二内科・腎臓内分泌内科・保健センター講師などを経て、奈良県立医科大学医学部客員教授、杏林大学医学部客員教授、事業構想大学院大学理事・教授。睡眠医学、抗加齢医学、内科学、長寿遺伝子などの分野で国際的に活躍中。

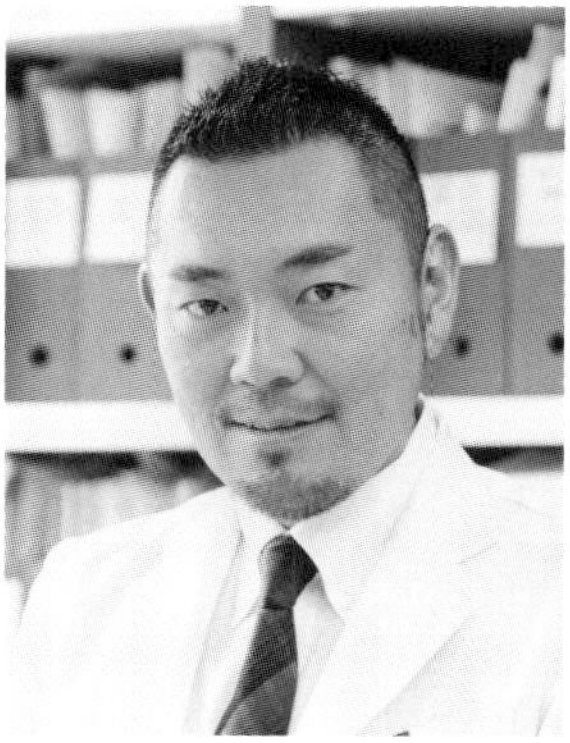

RESM 新横浜　睡眠・呼吸メディカルケアクリニック院長
慶應義塾大学特任准教授

白《しら》濱《はま》龍《りゅう》太《た》郎《ろう》先生

東京医科歯科大学睡眠制御学快眠センター等での臨床経験、総合病院等の睡眠センターの設立・運営の経験を生かし、2013 年に開院。睡眠・呼吸の悩みの総合的な診断・治療をめざしている。2018 年にハーバード大学公衆衛生大学院の客員研究員として先端の睡眠研究に従事。日本睡眠学会専門医など。

朝までぐっすり眠れる!
不眠対策の名医陣が教える
最新1分体操大全

2021年7月13日　第1刷発行

編集人　前薗成美
シリーズ企画　飯塚晃敏
編　集　わかさ出版
編集協力　オーエムツー／荻 和子　梅沢和子
装　丁　下村成子
本文デザイン　長尾道子
イラスト　魚住理恵子
撮　影　岩田 慶（fort）
モデル　三橋愛永
発行人　山本周嗣
発行所　株式会社文響社
〒105-0001　東京都港区虎ノ門２丁目２－５
共同通信会館９階
ホームページ　https://bunkyosha.com
お問い合わせ　info@bunkyosha.com
印刷・製本　中央精版印刷株式会社

ISBN 978-4-86651-389-8

本書は専門家の監修のもと安全性に配慮して編集していますが、本書の内容を実践して万が一体調が悪化する場合は、すぐに中止して医師にご相談ください。また、疾患の状態には個人差があり、本書の内容がすべての人に当てはまるわけではないことをご承知おきのうえご覧ください。